Tonturas

Guia Prático de Avaliação e Tratamento

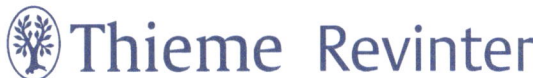

Tonturas

Guia Prático de Avaliação e Tratamento

Lilian Felipe
Pós-Doutora pela Maastricht University, The Netherlands
Doutora em Ciências da Saúde, Medicina Tropical e Infectologia pela
Universidade Federal de Minas Gerais (UFMG)

Thieme
Rio de Janeiro • Stuttgart • New York • Delhi

Dados Internacionais de Catalogação na Publicação (CIP)

F315t

Felipe, Lilian
Tonturas: Guia Prático de Avaliação e Tratamento/Lilian Felipe. – 1. Ed. – Rio de Janeiro – RJ: Thieme Revinter Publicações, 2021.

176 p.: il; 16 x 23 cm.

Inclui Índice Remissivo e Bibliografia
ISBN 978-65-5572-025-9
eISBN 978-65-5572-026-6

1. Tontura. 2. Avaliação. 3. Tratamento. I. Título.

CDD: 617.882
CDU: 616.28-008.5

Contato com a autora:
otoneurologia@outlook.com.br

Nota: O conhecimento médico está em constante evolução. À medida que a pesquisa e a experiência clínica ampliam o nosso saber, pode ser necessário alterar os métodos de tratamento e medicação. Os autores e editores deste material consultaram fontes tidas como confiáveis, a fim de fornecer informações completas e de acordo com os padrões aceitos no momento da publicação. No entanto, em vista da possibilidade de erro humano por parte dos autores, dos editores ou da casa editorial que traz à luz este trabalho, ou ainda de alterações no conhecimento médico, nem os autores, nem os editores, nem a casa editorial, nem qualquer outra parte que se tenha envolvido na elaboração deste material garantem que as informações aqui contidas sejam totalmente precisas ou completas; tampouco se responsabilizam por quaisquer erros ou omissões ou pelos resultados obtidos em consequência do uso de tais informações. É aconselhável que os leitores confirmem em outras fontes as informações aqui contidas. Alguns dos nomes de produtos, patentes e design a que nos referimos neste livro são, na verdade, marcas registradas ou nomes protegidos pela legislação referente à propriedade intelectual, ainda que nem sempre o texto faça menção específica a esse fato. Portanto, a ocorrência de um nome sem a designação de sua propriedade não deve ser interpretada como uma indicação, por parte da editora, de que ele se encontra em domínio público.

© 2021 Thieme
Todos os direitos reservados.
Rua do Matoso, 170, Tijuca
20270-135, Rio de Janeiro – RJ, Brasil
http://www.ThiemeRevinter.com.br

Thieme Medical Publishers
http://www.thieme.com

Capa: Thieme Revinter Publicações Ltda.

Impresso no Brasil por Forma Certa Gráfica Digital Ltda.
5 4 3 2 1
ISBN 978-65-5572-025-9

Também disponível como eBook:
eISBN 978-65-5572-026-6

Todos os direitos reservados. Nenhuma parte desta publicação poderá ser reproduzida ou transmitida por nenhum meio, impresso, eletrônico ou mecânico, incluindo fotocópia, gravação ou qualquer outro tipo de sistema de armazenamento e transmissão de informação, sem prévia autorização por escrito.

AGRADECIMENTOS

Aos professores que participaram da minha educação, formação e orientação.
Aos pacientes que compartilharam suas histórias e confiaram em meu trabalho.
Aos estudantes com quem dividi meu conhecimento e, ao mesmo tempo, foram fontes de inspiração para continuar a aprimorar sempre.
Aos meus pais e a minha família que estiveram ao meu lado em todos os momentos, sendo meu pilar e força durante toda minha jornada.

APRESENTAÇÃO

Este livro é destinado aos profissionais da saúde, pesquisadores e afins que atuam no campo relacionado com o equilíbrio corporal e seu diagnóstico. O livro também será de interesse para psicólogos e psiquiatras, que tratam de pacientes com alterações ou fobias relacionadas com o tópico.

A obra é dividida em capítulos dedicados à avaliação do paciente com tontura. Inicia-se com a apresentação da anatomia e da fisiologia vestibular, seguidas da anamnese e do exame clínico, considerados ferramentas fundamentais para avaliação, testes complementares e diagnóstico. Os próximos capítulos apresentam os testes de videonistagmografia, as provas rotatórias, e os testes de posturografia dinâmica, seguidos de Potenciais Evocados Miogênicos Vestibulares e o Teste de Impulso cefálico com vídeo (vHIT), sendo considerados instrumentos recentes para avaliação. Os capítulos finais orientam e apresentam sugestões para redação de relatórios e referências a outros profissionais de saúde. Finalmente, o material complementar proporciona conhecimento sobre o tratamento da tontura e as principais patologias e, possui uma seção destinada ao tratamento com ênfase na reabilitação vestibular.

Este material fornece, de maneira simples e didática, a base para uma compreensão do equilíbrio corporal, e apresenta os fatores relacionados com a avaliação da tontura.

PREFÁCIO

A manutenção do equilíbrio e da orientação corporal durante a postura ereta é essencial para a execução de atividades da vida diária e para a prática de atividade física e esportiva. A investigação de como o equilíbrio e a orientação corporal são controlados tem despertado o interesse de profissionais de diversas áreas, como Medicina, Fonoaudiologia, Educação Física, Fisioterapia, Engenharia, Física, Psicologia, entre outras.

Diferentes técnicas de medidas e avaliações têm sido utilizadas por esses profissionais. Esta obra apresenta as ferramentas mais utilizadas para a avaliação do equilíbrio corporal, demonstrando as diferentes técnicas e medidas de avaliações consagradas pela prática de especialistas de diversas áreas. Além disto, fornece material complementar sobre reabilitação vestibular e manobras de reposicionamento que auxiliam o profissional no seu dia a dia.

SUMÁRIO

MENU DE VÍDEOS xiii
1 ANATOMIA E FISIOLOGIA DO EQUILÍBRIO 1
2 ANAMNESE DO PACIENTE COM TONTURA 11
3 EXAME CLÍNICO VESTIBULAR... 19
4 TESTES DE POSICIONAMENTO 33
5 ELETRONISTAGMOGRAFIA (ENG)/VIDEONISTAGMOGRAFIA (VNG) 43
6 PROVAS ROTATÓRIAS 63
7 TESTE DE IMPULSO CEFÁLICO COM VÍDEO (vHIT) 73
8 POTENCIAIS EVOCADOS MIOGÊNICOS VESTIBULARES (VEMPs) 87
9 POSTUROGRAFIA DINÂMICA COMPUTADORIZADA...................................... 97
10 CONSIDERAÇÕES GERAIS NA AVALIAÇÃO VESTIBULAR 109
11 GUIA PARA ELABORAÇÃO DE RELATÓRIOS E REFERÊNCIA MÉDICA.......... 119

MATERIAL COMPLEMENTAR

12 TÓPICOS EM REABILITAÇÃO VESTIBULAR... 127
13 MANOBRAS DE REPOSIÇÃO 135
APÊNDICE 141
ÍNDICE REMISSIVO 149

MENU DE VÍDEOS

Vídeo	QR Code	Vídeo URL
Vídeo 4-1 Manobra de Dix-Hallpike		https://www.thieme.de/de/q.htm?p=opn/cs/20/9/12655611-b3ccf955
Vídeo 5-1 Movimento ocular de sacadas		https://www.thieme.de/de/q.htm?p=opn/cs/20/9/12655612-c23bdedc
Vídeo 5-2 Movimento ocular de rastreio ou perseguição		https://www.thieme.de/de/q.htm?p=opn/cs/20/9/12655602-b5ff65a9
Vídeo 5-3 Nistagmo optocinético		https://www.thieme.de/de/q.htm?p=opn/cs/20/9/12655603-88a96717
Vídeo 5-4 Nistagmo espontâneo de olhos abertos sem e com fixação visual		https://www.thieme.de/de/q.htm?p=opn/cs/20/9/12655604-1e03a04b

Vídeo	QR Code	Vídeo URL
Vídeo 8-1 Potencial evocado miogênico vestibular cervical		https://www.thieme.de/de/q.htm?p=opn/cs/20/9/12655605-d4ca3dea
Vídeo 8-2 Potencial evocado miogênico vestibular ocular		https://www.thieme.de/de/q.htm?p=opn/cs/20/9/12655606-7073bee8
Vídeo 9-1 Teste de organização sensorial		https://www.thieme.de/de/q.htm?p=opn/cs/20/9/12655607-def1e76e
Vídeo 9-2 Teste de controle motor		https://www.thieme.de/de/q.htm?p=opn/cs/20/9/12655608-b3ef28e0
Vídeo 9-3 Teste de adaptação		https://www.thieme.de/de/q.htm?p=opn/cs/20/9/12655609-69f5c467
Vídeo 13-1 Manobra de Epley		https://www.thieme.de/de/q.htm?p=opn/cs/20/9/12655610-753d3027

Tonturas

Guia Prático de Avaliação e Tratamento

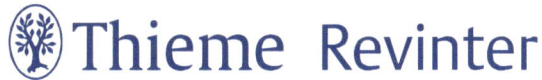

ANATOMIA E FISIOLOGIA DO EQUILÍBRIO

CAPÍTULO 1

INTRODUÇÃO
A compreensão da anatomia, fisiologia e integração entre os sistemas que compõem o equilíbrio corporal é essencial para todos os profissionais de saúde envolvidos na avaliação, diagnóstico e tratamento dos distúrbios do sistema vestibular.

MODALIDADES SENSORIAIS NO CONTROLE DO EQUILÍBRIO CORPORAL
O equilíbrio corporal compreende um conjunto de estruturas que contribuem para manutenção de diversas funções, como:

- Promover a percepção dos movimentos corporais, cefálicos e oculares.
- Possibilitar o controle postural em superfícies firmes e instáveis.
- Permitir estabilização visual e coordenar os movimentos compensatórios dos olhos em relação à cabeça e ao corpo, possibilitando uma visão clara durante o movimento.

Para executar essas funções, é necessária a integração de três sistemas principais: vestibular, visual e proprioceptivo (também conhecido como somatossensorial) (Fig. 1-1).

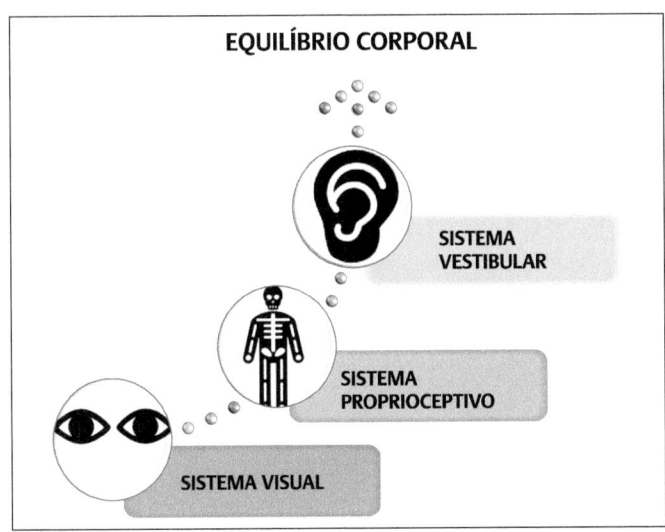

Fig. 1-1. Sistemas que compõem o equilíbrio corporal: sistema visual, sistema proprioceptivo e sistema vestibular.

O sistema visual é constituído pelos olhos e suas perspectivas projeções para o córtex cerebral visual, além de outras áreas do sistema nervoso, sendo considerado referência sensorial externa que informa sobre o movimento e a posição do ambiente. O sistema proprioceptivo é composto por receptores mecânicos localizados na pele, músculos, tendões e ligamentos, sendo considerado, também, referência sensorial externa (propriocepção e cinestesia) responsável por detectar as alterações na superfície de suporte. E, finalmente, o sistema vestibular que compõe parte do ouvido interno (labirinto posterior) e é formado pelos canais semicirculares (CSCs), órgãos otolíticos, nervo vestibular e núcleos vestibulares que, atuando em conjunto com o cerebelo, fornecem informações sobre a percepção do espaço, direção e velocidade do movimento.

SISTEMA VESTIBULAR

O sistema vestibular é responsável pela detecção da posição cefálica, manutenção do controle postural e estabilidade das imagens na fóvea durante o movimento cefálico e/ou corporal. Este sistema sensorial possui receptores localizados no ouvido interno que fornecem uma incrível precisão na análise do movimento da cabeça nas três dimensões.

Anatomia e Fisiologia do Sistema Vestibular

O labirinto, localizado na porção petrosa do osso temporal, é composto, anteriormente, pela cóclea, responsável pela audição e, posteriormente, pelo sistema vestibular, formado pelos canais semicirculares e órgãos otolíticos.[1]

O labirinto possui duas câmaras, uma óssea, que contém perilinfa, e outra membranosa, sendo preenchida por endolinfa.

O sistema vestibular é composto por cinco órgãos: dois órgãos otolíticos (utrículo e sáculo) e três canais semicirculares (horizontal/lateral, anterior/superior e posterior/inferior) (Fig. 1-2).

Órgãos Vestibulares

Os órgãos vestibulares contêm receptores responsáveis por detectar a aceleração e a desaceleração linear (órgãos otolíticos) e angular (canais semicirculares).

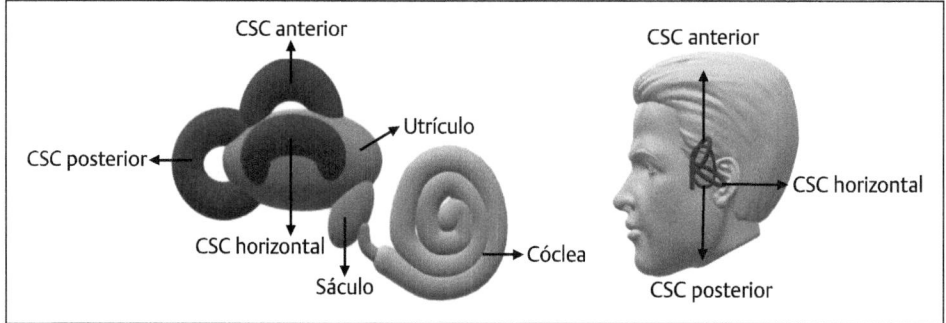

Fig. 1-2. Representação do labirinto anterior (sistema auditivo: cóclea) e labirinto posterior (sistema vestibular: canais semicirculares (horizontal, anterior, posterior) e órgãos otolíticos (utrículo e sáculo).

Canais Semicirculares

Cada canal semicircular (CSC) é posicionado ortogonalmente um em relação ao outro (em ângulos de 90°), sendo responsável pela conversão da aceleração angular em um código elétrico que possibilita a interpretação dos movimentos cefálicos e corporais.

Os canais semicirculares verticais (anterior e posterior) estão posicionados em ângulos de 45° em relação ao plano sagital médio, e os canais laterais em um ângulo de aproximadamente 30° em relação ao plano horizontal, quando a cabeça está em posição ortostática.[2]

Eles operam em pares funcionais: canais semicirculares horizontais esquerdo e direito; canal semicircular direito anterior e esquerdo posterior (DAEP); canal semicircular esquerdo anterior e direito posterior (EADP) (Fig. 1-3).

Esse emparelhamento é necessário para que o sistema nervoso central (SNC) processe a atividade neural e coordene impecavelmente a resposta motora. Assim, quando um canal do "par funcional" é excitado, o outro canal é automaticamente inibido. Cada canal semicircular possui uma extremidade dilatada denominada ampola onde se localiza a estrutura denominada cúpula, que contém a crista ampular, ou seja, o epitélio sensorial. A crista ampular é composta pelas células ciliadas sensoriais (Fig. 1-4). As células ciliadas possuem cílios que estão dispostos em um padrão de comprimento crescente, sendo o maior deles denominado cinocílio e os demais estereocílios.

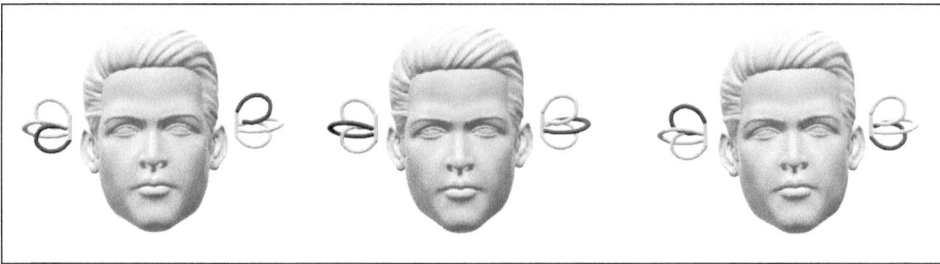

Fig. 1-3. Representação esquemática dos pares funcionais dos canais semicirculares responsáveis pela aceleração angular.

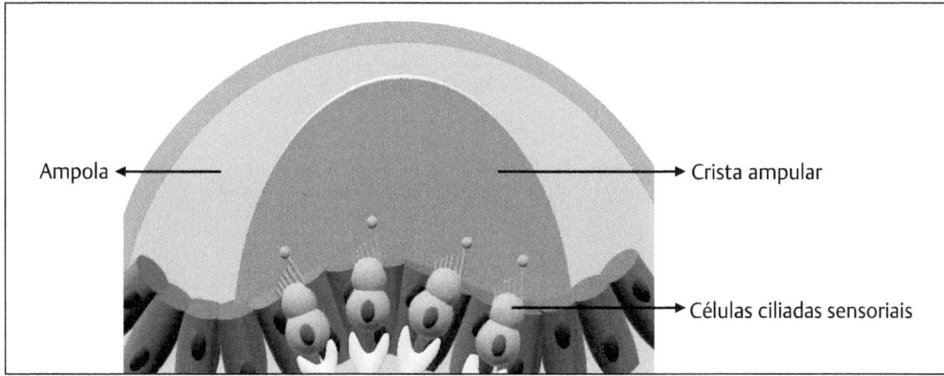

Fig. 1-4. Representação da ampola, cúpula, crista ampular e células ciliadas sensoriais.

Ao realizar-se um movimento cefálico, a endolinfa dentro do canal semicircular se move e altera o padrão cupular, ou seja, modifica sua posição e, consequentemente, o deslocamento dos cílios das células, gerando alteração do potencial celular. O cinocílio, sendo o maior de todos os cílios, é considerado a chave principal na "polarização morfológica". Assim, quando os estereocílios são movidos em direção ao cinocílio, a atividade neural na célula ciliada é aumentada em razão da abertura dos canais de transdução. Caso os estereocílios se movimentem na direção contrária ao cinocílio, a atividade de disparo neural diminui, ou seja, ocorre o fechamento dos canais de transdução. Fisiologicamente, o movimento dos estereocílios em direção ao cinocílio provocam excitação (despolarização), e o movimento dos estereocílios em direção oposta ao cinocílio causam inibição (hiperpolarização) celular[3] (Fig. 1-5).

O movimento da endolinfa dentro dos canais semicirculares produz correntes que são denominadas de acordo com a direção do cinocílio em relação ao utrículo, sendo denominada corrente ampulípeta quando o cinocílio se move em direção ao utrículo, e corrente ampulífuga quando o cinocílio encontra-se na direção contrária ao utrículo.

As segunda e terceira leis de Ewald[4] descrevem os padrões de fluxo de endolinfa responsáveis por mudanças na atividade neural dos canais horizontal e vertical (Fig. 1-6).

Órgãos Otolíticos

Os órgãos otolíticos abrangem duas vesículas denominadas utrículo e sáculo. Estas estruturas são responsáveis pela conversão da aceleração ou desaceleração linear e das forças gravitacionais em um código elétrico para interpretar a percepção e a orientação espacial.[2] Ambos atuam como sensores de força grávito-inercial. O utrículo está posicionado horizontalmente e detecta aceleração linear horizontal, e o sáculo verticalmente, detectando a aceleração linear vertical. Cada um deles é dividido em duas seções por uma linha central chamada estríola, e na mácula se encontram as células ciliadas sensoriais. Os estereocílios se estendem em uma camada gelatinosa denominada membrana otolítica. Semelhante aos canais semicirculares, os estereocílios dos órgãos otolíticos também estão dispostos em um padrão de comprimento crescente em direção ao cinocílio. E também estão dispostos em pares funcionais. No entanto, a orientação do cinocílio em cada lado da estríola permite que as respostas de excitação e inibição também ocorram dentro de um único órgão otolítico. Na membrana otolítica encontram-se cristais de carbonato de cálcio denominadas

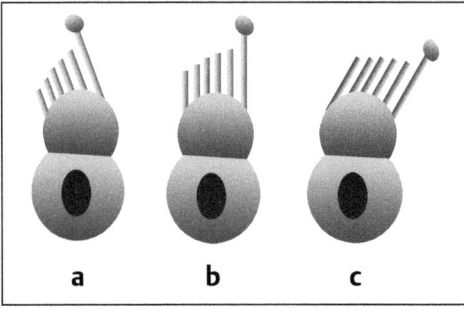

Fig. 1-5. Representação do cinocílio e do estereocílios. Deslocamento das células ciliadas sensoriais de acordo com a movimentação da endolinfa na crista ampular. (**a**) Inibição (hiperpolarização), (**b**) repouso; (**c**) excitação (despolarização).

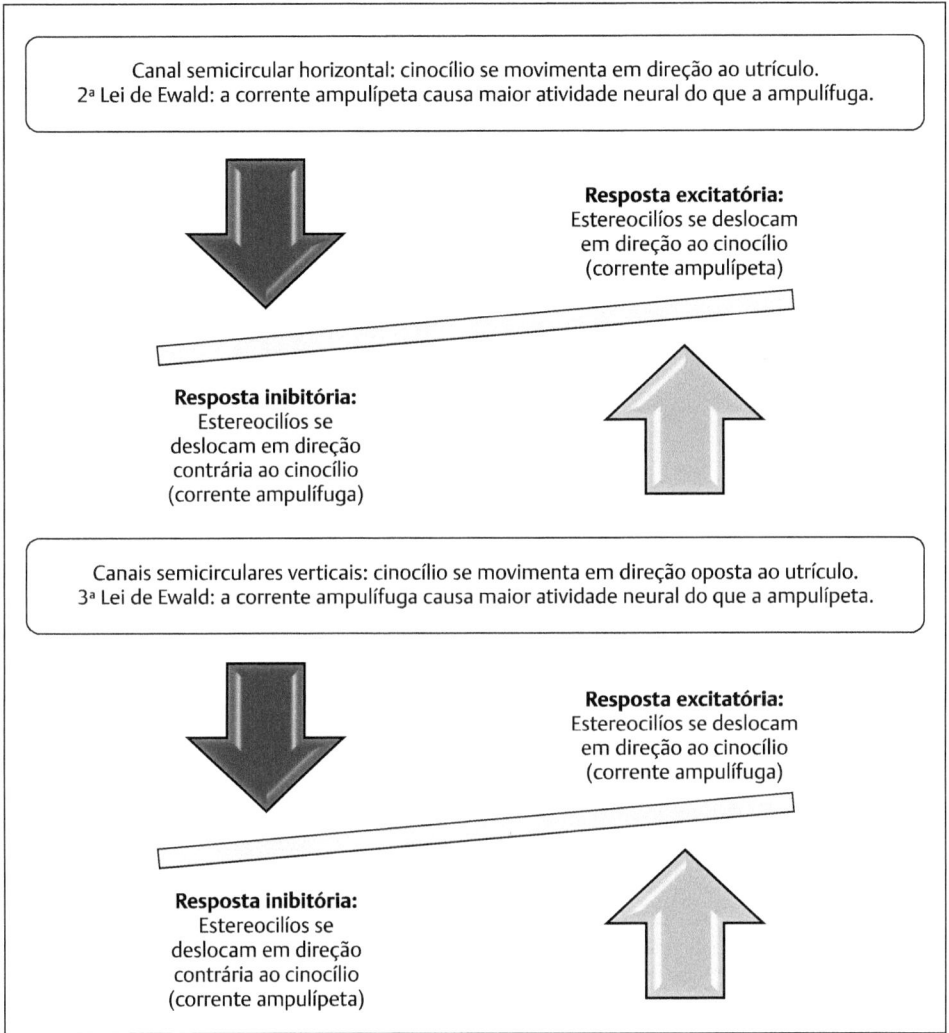

Fig. 1-6. Esquema com resumo dos padrões de polarização morfológica do canal semicircular e de respostas neurais.

otocônias, consideradas estruturas densas e com uma gravidade específica maior que a endolinfa circundante, permitindo que atuem como sensores gravitacionais[2] (Fig. 1-7).

> As leis de Ewald se aplicam à função dos canais semicirculares, mas elas podem ser estendidas aos padrões de resposta neural otolítica.[2]

As segunda e terceira leis de Ewald[4] também podem ser aplicadas a esses órgãos[2] (Fig. 1-8).

Cristais de carbonato de cálcio
Membrana otolítica
Células sensoriais

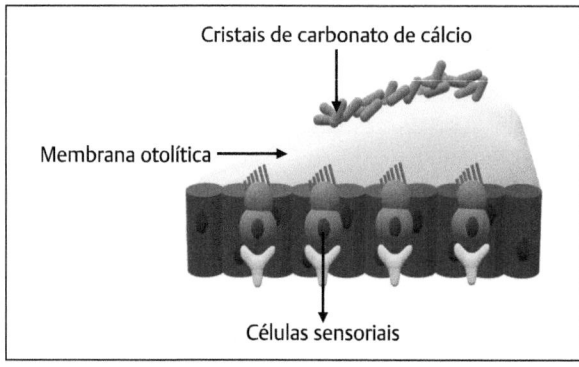

Fig. 1-7. Representação da mácula, membrana otolítica, células sensoriais e cristais de carbonato de cálcio dos órgãos otolíticos.

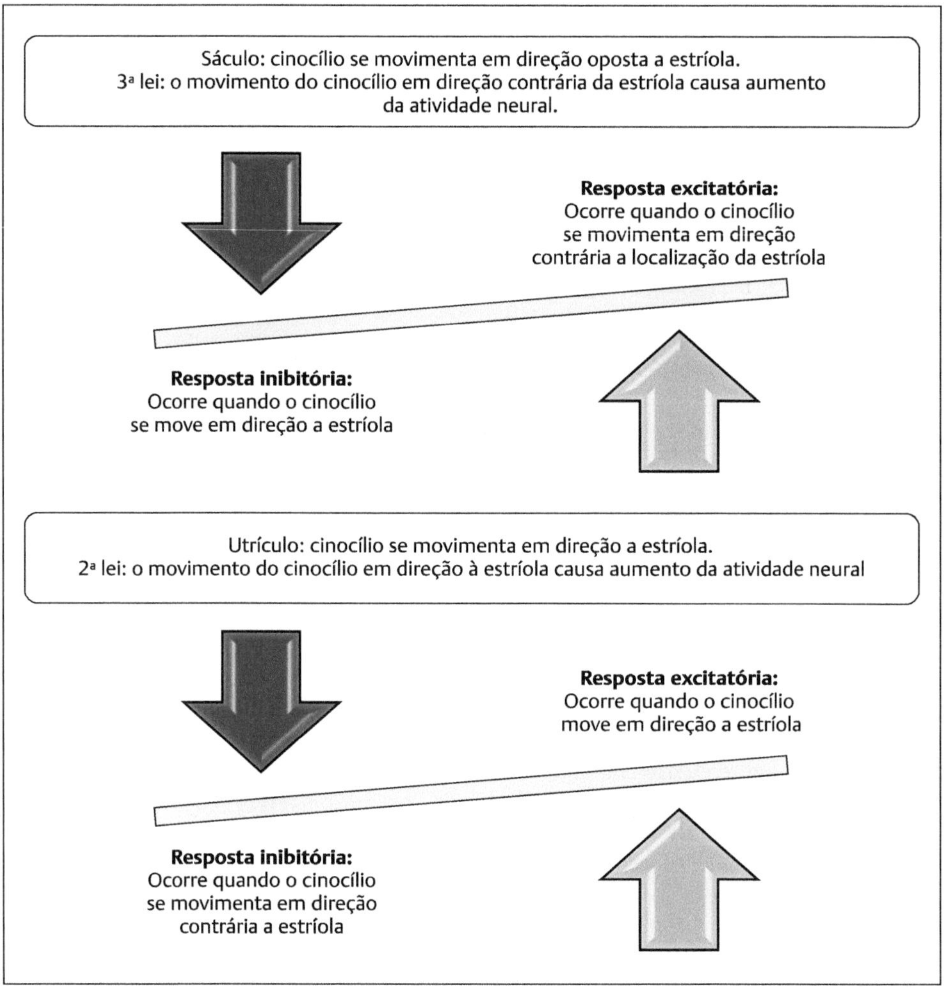

Sáculo: cinocílio se movimenta em direção oposta a estríola.
3ª lei: o movimento do cinocílio em direção contrária da estríola causa aumento da atividade neural.
Resposta excitatória: Ocorre quando o cinocílio se movimenta em direção contrária a localização da estríola
Resposta inibitória: Ocorre quando o cinocílio se move em direção a estríola
Utrículo: cinocílio se movimenta em direção a estríola.
2ª lei: o movimento do cinocílio em direção à estríola causa aumento da atividade neural
Resposta excitatória: Ocorre quando o cinocílio move em direção a estríola
Resposta inibitória: Ocorre quando o cinocílio se movimenta em direção contrária a estríola

Fig. 1-8. Resumo dos padrões de polarização morfológica e resposta neural dos órgãos otolíticos.

Suprimento Vascular

A artéria labiríntica é um ramo da artéria cerebelar inferior anterior (ACIA) que se divide em dois ramos principais para fornecer suprimento vascular ao sistema vestibular:

- *Artéria vestibular anterior*: canal semicircular anterior, canal semicircular lateral e utrículo.
- *Artéria vestibular posterior*: canal semicircular posterior e sáculo.

Nervo Vestibular

O nervo vestibular, junto com o nervo auditivo, compõem o oitavo nervo craniano (NC VIII). O nervo vestibular (composto por corpos celulares denominados gânglios de Scarpa) possui dois ramos distintos (superior e inferior). A parte superior inerva o canal semicircular horizontal/lateral, o canal semicircular anterior/superior, o utrículo e parte do sáculo. Já o nervo vestibular inferior inerva o canal semicircular posterior/inferior e a maior parte do sáculo.

Núcleos Vestibulares

O nervo vestibular transmite sinais aferentes, realizando sinapses no núcleo vestibular (localizado na junção medular-pontina do tronco cerebral). Os núcleos vestibulares são divididos em quatro partes (superior, inferior, medial e lateral), com a maioria dos sinais neurais sincronizados nas divisões medial e lateral.[2,5] Cada núcleo vestibular possui comissuras que permitem compartilhar informações entre ambos os lados e promover o emparelhamento dos órgãos vestibulares (conexões excitatórias e inibitórias). O núcleo vestibular superior e o núcleo vestibular medial são centros de retransmissão para sinais neurais dos canais semicirculares, principalmente para iniciar a resposta do reflexo vestíbulo-ocular (RVO). Os núcleos vestibulares mediais também enviam sinais descendentes dos canais semicirculares por meio do fascículo longitudinal medial (FLM) até o nível cervical para controle da postura cefálica.[6] O núcleo vestibular lateral transmite informações dos órgãos otolíticos por meio da coluna espinhal para controlar as extremidades inferiores. O cerebelo comunica-se diretamente com os neurônios do núcleo vestibular lateral para auxiliar no controle postural.[6] Adicionalmente, sinais otolíticos são transmitidos por meio dos núcleos vestibulares inferiores.[7]

Reflexos Vestibulares

O reflexo vestíbulo-ocular (RVO) promove a acuidade visual e minimiza o deslizamento da retina durante os movimentos da cabeça, permitindo que os olhos realizem movimentos iguais e opostos aos movimentos cefálicos com um valor de razão (ganho) próximo a 1 (movimento dos olhos/movimento da cabeça) (Fig. 1-9).

Fundamentado na primeira lei de Ewald, cada canal semicircular influencia diretamente um par de músculos extraoculares e controla seus movimentos de acordo com o plano em que o canal se encontra e na direção do fluxo de endolinfa. A Tabela 1-1 apresenta as conexões excitatórias entre os canais semicirculares e músculos extraoculares e as vias excitatórias do RVO angular (rotacional).

Os órgãos otolíticos contribuem para o RVO translacional (linear) (Fig. 1-10). Os órgãos otolíticos (em particular os utrículos) também produzem movimentos oculares compensatórios em razão da força da gravidade (como, por exemplo, durante a inclinação cefálica). Assim, se a cabeça estiver inclinada para a direita e mantida nessa posição, os utrículos

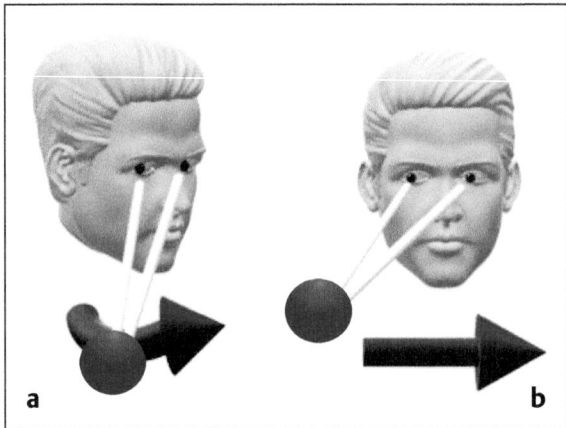

Fig. 1-9. Ilustração do reflexo vestíbulo-ocular (RVO) angular e linear. (**a**) Girar a cabeça para a direita ativa o RVO angular para produzir movimentos oculares conjugados iguais e opostos à esquerda para fixar no alvo. (**b**) A elevação da cabeça para a direita ativa o RVO linear a fim de produzir movimentos oculares conjugados iguais e opostos à esquerda para fixação no alvo.

Tabela 1-1. Conexões Excitatórias entre Canais Semicirculares e Músculos Extraoculares com suas Respectivas Vias Excitatórias para Desencadeamento do Reflexo Vestíbulo-Ocular Angular

Canal lateral	Canal anterior	Canal posterior
▪ Cinocílio move-se em direção ao utrículo (resposta ampulípeta) ▪ Sinais excitatórios são enviados por meio do gânglio de Scarpa (NC VIII/ ramo superior; neurônios de primeira ordem) ▪ Sinais excitatórios enviados aos núcleos vestibulares ipsilateralmente (neurônios de segunda ordem) ▪ Sinais excitatórios enviados pelo FLM realizam sinapse no núcleo abducente contralateral (NC VI) (neurônios de terceira ordem) ▪ Sinais excitatórios ativam o músculo retomedial ipsilateral e retolateral contralateral	▪ Cinocílio move-se em direção contrária ao utrículo (resposta ampulífuga) ▪ Sinais excitatórios são enviados por meio do gânglio de Scarpa (NC VIII/ ramo superior; neurônios de primeira ordem) ▪ Sinais excitatórios enviados aos núcleos vestibulares ipsilateralmente (neurônios de segunda ordem) ▪ Sinais excitatórios enviados pelo FLM realizam sinapse no núcleo oculomotor contralateral (NC III) (neurônios de terceira ordem) ▪ Sinais excitatórios ativam o músculo retossuperior ipsilateral e o músculo oblíquo inferior contralateral	▪ Cinocílio move-se em direção contrária ao utrículo (resposta ampulífuga) ▪ Sinais excitatórios são enviados por meio do gânglio de Scarpa (NC VIII/ ramo inferior; neurônios de primeira ordem) ▪ Sinais excitatórios enviados aos núcleos vestibulares ipsilaterais (neurônios de segunda ordem) ▪ Sinais excitatórios enviados pelo FLM para o núcleo troclear contralateral (NC IV) e núcleo oculomotor contralateral (NC III) (neurônios de terceira ordem) ▪ Sinais excitatórios ativam o músculo oblíquo superior ipsilateral e o músculo reto inferior contralateral

FLM: fascículo longitudinal medial.
Fonte: Informações resumidas de Fife, 2010[8] e Leigh & Zee, 2015.[9]

produzem movimentos oculares contrários, permitindo a rotação de ambos os olhos para longe da direção da inclinação da cabeça.[7,9] A via linear e angular do RVO têm latência curta para iniciar reflexos rápidos de movimentos oculares (involuntários).

O reflexo vestibuloespinhal (RVE), em particular RVE lateral e medial, influencia a postura cefálica e corporal.[10,11] Os neurônios do núcleo vestibular lateral transmitem si-

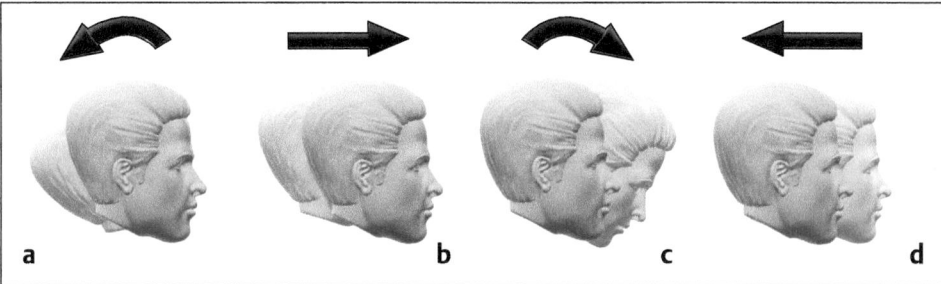

Fig. 1-10. RVO translacional (linear). (**a**) Inclinação estática para trás – deflexão dos órgãos otolíticos para trás. (**b**) Aceleração para frente – deflexão dos órgãos otolíticos para trás. (**c**) Inclinação estática para frente – deflexão dos órgãos otolíticos para frente. (**d**) Aceleração para trás – deflexão dos órgãos otolíticos para frente.

nais excitatórios para controlar as extremidades inferiores (trato vestibuloespinhal lateral), sendo a via ipsilateral responsável pelos segmentos lombares da medula espinhal.[1,12] O RVE medial, por influência ipsilateral e contralateral, auxilia no controle da postura cefálica e dos movimentos cervicais.[1,13] Os sinais excitatórios do núcleo vestibular medial descem pelo FLM para a porção cervical e torácica superior da medula espinhal. O reflexo vestibulocólico (RVC) atua na correção da posição da cabeça, auxiliando sua estabilização em relação ao plano horizontal durante o movimento corporal.[2] O RVC é considerado um componente da RVE medial e lateral, contribuindo para o relaxamento e contração dos músculos cervicais para manutenção da linha ereta de olhar.[14,15]

CONSIDERAÇÕES FINAIS

O equilíbrio pode ser definido, basicamente, como a habilidade de manter o centro de massa corporal dentro da base de sustentação. Neste contexto, o corpo deve ser capaz de adquirir e controlar determinadas posturas e se deslocar com rapidez e precisão, de forma multidirecional, com coordenação, segurança e ajustado frente às perturbações externas. O sistema vestibular é projetado, exclusivamente, não apenas para detectar movimento da cabeça, mas também auxilia na resposta motora frente os desafios inerentes ao movimento. As características únicas do RVO fornecem uma precisão incrível na representação do movimento cefálico nas três dimensões. O conhecimento da anatomia e fisiologia são fundamentais para a avaliação e tratamento dos distúrbios que podem afetar este sistema.

REFERÊNCIAS BIBLIOGRÁFICAS

1. Baloh RW, Honrubia V. Clinical neurophysiology of the vestibular system. 3rd ed. New York, NY: Oxford University Press; 2001.
2. Schubert MC, Shepard NT. Practical anatomy and physiology of the vestibular system. In: Jacobson GP, Shepard NT. (Eds.) Balance function assessment and management. 2nd ed. San Diego, CA: Plural Publishing; 2016. pp. 1-16.
3. Schubert MC, Minor LB. Vestibulo-ocular physiology underlying vestibular hypofunction. Phys Ther. 2004;84(4):373-85.
4. Ewald R. Physiologische Untersuchungen über das Endorgan des Nervous Octavus. Wiesbaden, Germany: Bergmann; 1892.
5. Naito Y, Newman A, Lee WS, Beykirch K, Honrunbia V. Projections of the individual vestibular end-organs in the brain stem of the squirrel monkey. Hear Res. 1995;87:141-55.

6. Purves D, Augustine GJ, Fitzpatrick D, Katz LC, LaMantia A, McNamara JO, et al. (Eds.) Central vestibular pathways: eye, head, and body reflexes. In: Neuroscience. 2nd ed. Sunderland, MA: Sinauer Associates; 2001.
7. Eggers SDZ. Practical anatomy and physiology of the ocular motor system. In: Jacobson GP, Shepard NT. (Eds.) Balance function assessment and management. San Diego, CA: Plural; 2016. pp. 17-46.
8. Fife T. Overview of anatomy and physiology of the vestibular system. In: Eggers SDZ, Zee DS. Handbook of clinical neurophysiology. Elsevier; 2010. v. 9. pp. 5-17.
9. Leigh JR, Zee DS. The neurology of eye movements (contemporary neurology series). 5th ed. Oxford, United Kingdom: Oxford University Press; 2015.
10. Fetter M, Dichgans J. How do the vestibulo-spinal reflexes work? In: Baloh RW, Halmagyi GM. (Eds.) Disorders of the vestibular system. New York, NY: Oxford University Press; 1996. pp. 105-12.
11. Gleason TA. The vestibular system. In: Conn PM. (Ed.) Neuroscience in medicine. 3rd ed. New York, NY: Humana; 2008. p. 592.
12. Shepard NT, Telian SA. Practical management of the balance disorder patient. San Diego, CA: Singular Publishing; 1996.
13. Hain TC, Ramaswamy TS, Hillman MA. Anatomy and physiology of the normal vestibular system. In: Herdman SJ. (Ed.) Vestibular rehabilitation. 2nd ed. Philadelphia, PA: FA Davis Company; 2000. pp. 16-8.
14. Pozzo T, Berthoz A, Popov C. Effect of weightlessness on posture and movement control during a whole body reaching task. Acta Astronautica. 1995;36:727-32.
15. Wilson VJ, Boyle R, Fukushima K, Rose PK, Shinoda Y, Sugiuchi Y, et al. The vestibulocollic reflex. J Vestib Res. 1995;5(3):147-70.

ANAMNESE DO PACIENTE COM TONTURA

INTRODUÇÃO

A anamnese é considerada a ferramenta diagnóstica e terapêutica mais versátil do profissional de saúde. No entanto, realizar uma boa entrevista é também uma das habilidades clínicas mais difíceis de dominar. As demandas feitas são de cunho intelectual e emocional. As habilidades analíticas do raciocínio diagnóstico devem ser equilibradas com as habilidades interpessoais necessárias para estabelecer o relacionamento com o paciente e facilitar a comunicação.

ANAMNESE

A obtenção da história clínica do paciente com queixa de tontura é, muitas vezes, a chave para o correto diagnóstico. O processo de entrevista frequentemente é considerado parte da "arte" da área da saúde e orienta a tomada de decisão para um exame clínico eficiente.[1] Os componentes necessários e que devem estar sempre presentes referem-se a valores, perspectiva e prontidão do ponto de vista do paciente.

> Ouvir atentamente a descrição da sensação, sintomas associados e fatores exacerbantes auxiliam no diagnóstico diferencial.

> Considera-se de extrema importância verificar a presença de alterações cardíacas e/ou neurológicas relacionadas ou não com a queixa.

FORMULAÇÃO DAS PERGUNTAS

A(s) pergunta(s) clínica(s) deve(m) ser específica(s) para orientar a avaliação em direção a possíveis respostas. Embora a maioria dos pontos da anamnese seja desenvolvida durante a coleta do histórico do caso, é necessário um planejamento prévio para melhor orientação do examinador. Os principais componentes a serem incluídos em uma história clínica são apresentados na Figura 2-1.

Sugere-se o uso de questionários como recurso eficiente em termos de tempo.[2] Esta ferramenta deve incluir os elementos citados na Figura 2-1 para direcionar o processo de coleta de dados e auxiliar o diagnóstico e gerenciamento do paciente.

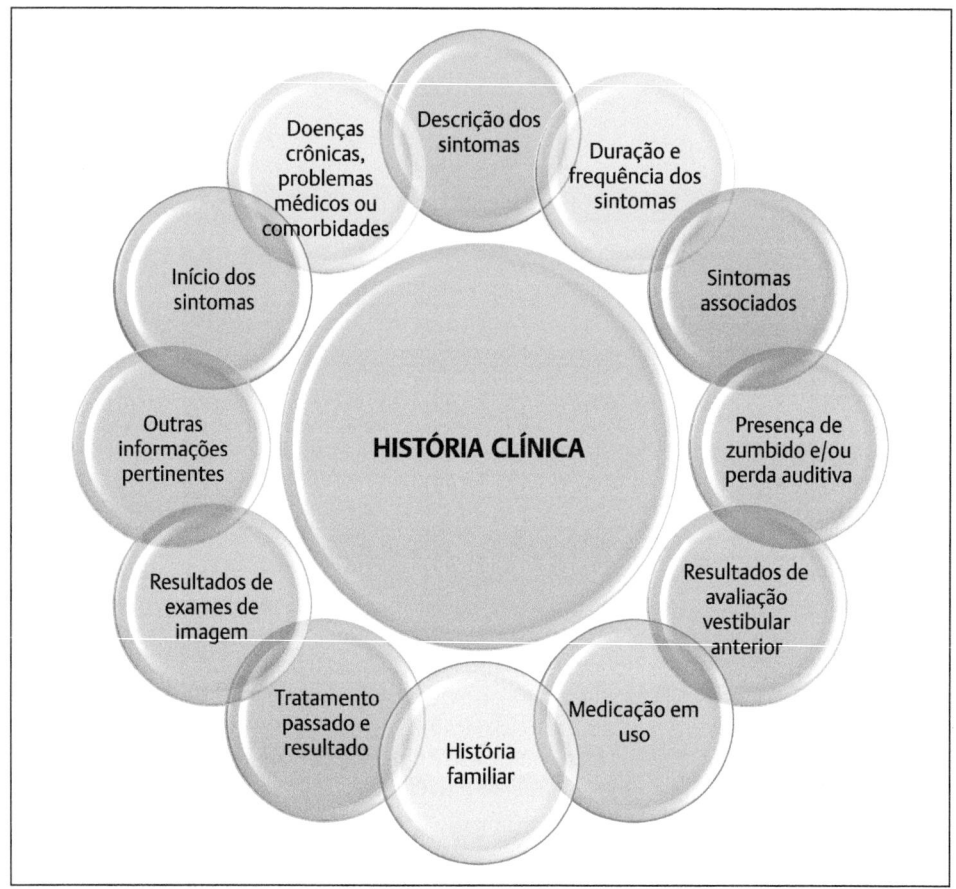

Fig. 2-1. Principais componentes a serem incluídos em uma história clínica.

ETAPAS DA CONSULTA

Antes da consulta, é importante estabelecer etapas e defini-las:

- Forneça instruções claras e solicite os dados de identificação do paciente (por exemplo, nome e data de nascimento).
- Confirme a compreensão do paciente durante a consulta. Pode ser necessária uma breve descrição do equilíbrio corporal e os sistemas sensoriais e controles motores envolvidos.
- Esclareça o objetivo da consulta identificando as possíveis causas dos sintomas.
- Informe ao paciente a necessidade de exames complementares como meios diretos e indiretos de avaliar o equilíbrio corporal. Saliente, caso necessário, a importância de realizar todas as instruções pré-teste corretamente (por exemplo, não consumir álcool, abster-se de medicamentos para tontura/enjoo).

CONSTRUINDO O CASO CLÍNICO

O processo de entrevista deve ser equilibrado para permitir informações imparciais do paciente. A função do avaliador/entrevistador é facilitar o processo enquanto estuda o histórico de caso obtido, identificando áreas que necessitem de maiores esclarecimentos.[3] A anamnese deve incluir uma sinopse da história passada e presente do paciente, extraída por meio de questões clínicas. Termos técnicos de diagnóstico devem ser evitados. O paciente deve estar confortável e confiante o suficiente para descrever seus sintomas e história médica com suas próprias palavras. A presença de sintomas primários e secundários pode auxiliar no diagnóstico diferencial.[1]

ORDEM DOS EVENTOS

A cronologia dos eventos, tal como o início dos sintomas, é de extrema importância. Os sintomas do paciente podem modificar durante o tempo em relação à duração e à frequência. O examinador precisa constatar alterações dos sintomas no período inicial até o presente. Fatores prévios devem ser identificados, como, por exemplo: lesões na cabeça ou no pescoço; cefaleia; alteração de medicamentos em uso; entre outros.

CARACTERÍSTICAS DOS SINTOMAS

A tontura é um dos sintomas mais comuns associados a encaminhamentos para avaliação médica e compreende uma variedade de sintomas. Além disso, os sintomas vestibulares podem ser um sinal de alteração em qualquer função do sistema corporal.[4] Queixas de tontura, vertigem ou instabilidade podem ser resultado de etiologias não vestibulares (por exemplo, problemas cardiovasculares, psiquiátricos, tóxicos ou metabólicos). Mesmo que cada sintoma possua um mecanismo fisiopatológico e significado diferentes, a descrição frequentemente é vaga. Assim, a compreensão do que se entende por "tontura" (que pode se manifestar como: pré-síncope, desequilíbrio, oscilopsia e vertigem) deve ser o primeiro passo na avaliação. Para auxiliar na realização do diagnóstico diferencial os sintomas podem ser classificados em primários (Fig. 2-2) e secundários (Fig. 2-3).

> A oscilopsia pode ser considerada um sintoma secundário dentro da categoria de sintomas vestibulovisuais; no entanto, sua distinção de outros sintomas (vertigem, tontura) justifica a inclusão como sintoma primário associado à disfunção vestibular (por exemplo, perda vestibular bilateral).

Tontura	• Termo genérico relacionado a sensação de desequilíbrio, desorientação espacial.
Vertigem	• Sensação de movimento oscilatório ou giratório do próprio corpo ou do entorno com relação ao corpo ou percepção alterada do próprio movimento durante movimentos cefálicos ou corporais.*
Oscilopsia	• Ilusão subjetiva do movimento visual.**
Vestibulo-visual	• Sintomas de visão distorcida ou percepção de movimento relacionados à interação visual-vestibular
Desequilíbrio	• Sintomas relacionados à falta de controle postural quando sentado, em pé ou andando.***
Pré-síncope	• Sensação de iminência perda de consciência devido a uma diminuição momentânea no fluxo sanguíneo ao cérebro.****

**A vertigem é a ilusão de movimentos do própio corpo ou do meio ambiente devido a um desequilíbrio da atividade neural tônica da via vestibular-cortical. Embora os pacientes geralmente relatem vertigem rotacional, ocasionalmente descrevem uma sensasão de deslocamento linear ou inclinação. A vertigem é geralmente exacerbada por movimentos da cabeça e acompanhada de náusea e vômito.*

***Enquanto vertigem ocorre com os olhos abertos ou fechados, a oscilopsia ocorre apenas de olhos abertos. Pacientes com nistagmo adquirido relatam oscilopsia espontânea. Pacientes com perda bilateral do reflexo vestibulo-ocular (RVO) frequentemente experimentam oscilopsia durante movimentos da cabeça.*

****Desequilíbrio pode ser causado por diversos fatores, incluindo redução da visão, perda da função vestibular, alterações proprioceptivas e disfunção motora do sistema nervoso central ou periférico. Pode estar também relacionada a causas não vestibulres.*

*****Pode ocorrer em vários distúrtios sensoriais, leis como: ortostáticos. hipotensão e arritmias cardíacas, bem como hiperventilaçãoo, síndrome a ataques de pânico.*

Fig. 2-2. Lista de sintomas primários relacionados com alterações no equilíbrio corporal.

Tontura ou vertigem espontânea	• Sintomas que ocorrem sem um evento de gatilho conhecido ou determinado.
Tontura ou vertigem desencadeadas	• Sintomas desencadeados por alterações no movimento da cabeça ou do corpo, manobras visuais/sonoras/valsalva ou causas ortostáticas.
Sintomas vestíbulo-visuais	• Sintomas descritos como vertigem externa (movimento de objetos), atraso na perseguição visual (rastreio de imagens visuais), inclinação visual (percepção visual alterada), imagem sem foco induzido pelo movimento.
Sintomas posturais	• Sintomas de instabilidade, modificação no sentido direcional e histórias de queda.

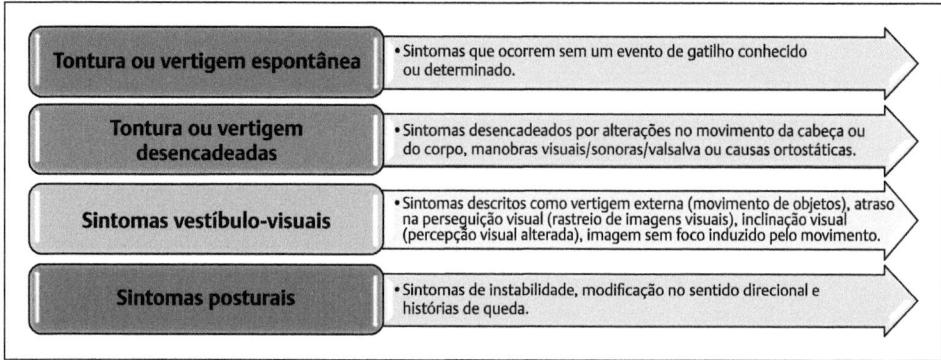

Fig. 2-3. Lista e descrição de sintomas secundários relacionados com alterações no equilíbrio corporal (Bisdorff et al., 2015).[5]

Curso dos Sintomas no Tempo

Considera-se primordial compreender a sintomatologia inicial para determinar o diagnóstico diferencial:

- *Início agudo/súbito:* neurite vestibular/labirintite, acidente vascular encefálico agudo/ataque isquêmico transitório (AIT), doença desmielinizante, vertigem pós-traumática.
- *Espontâneo/episódico:* enxaqueca vestibular, doença de Ménière, ansiedade, efeitos de medicamentos.
- *Episódico com evento associado:* vertigem posicional paroxística benigna (VPPB), deiscência do canal semicircular superior (SDCSS), hipotensão ortostática, insuficiência vertebrobasilar (IVB), fístula perilinfática, vertigem posicional central.
- *Crônico (contínuo):* lesões do sistema nervoso central (SNC), transtorno do pânico, vertigem cervicogênica, condições/infecções metabólicas, efeitos colaterais dos medicamentos.

O segundo passo é entender a duração dos sintomas (ou seja, o tempo: de segundos a minutos, minutos a horas, horas a dias) para ajudar a diferenciar as etiologias. A hora do dia e a frequência dos sintomas podem adicionar informações importantes ao quadro clínico.

Fatores e Eventos Associados

Os sintomas de tontura, vertigem e/ou desequilíbrio raramente ocorrem de modo isolado e informações importantes, como fatores desencadeadores, podem auxiliar no diagnóstico diferencial:

- *Sintomas neurológicos:* parestesia (formigamento, sensação de picada, queimação, sensação de dormência nas extremidades), fraqueza muscular, disartria (distúrbio da fala motora), diplopia (visão dupla), disfagia (dificuldade em engolir), dismetria (falta de coordenação dos movimentos), anosmia (perda de olfato), disgeusia (perda de paladar).
- *Sintomas auditivos:* zumbido, plenitude aural, otalgia ou otorreia em um ou ambos os ouvidos, perda de audição em um ou ambos os ouvidos (natureza repentina, flutuante ou progressiva), aumento da sensibilidade auditiva (fenômeno de Tullio) ou autofonia.
- *Sintomas visuais:* visão turva, percepção distorcida, cegueira e perturbações da acuidade visual (isto é, visão embaçada, diminuição da percepção de cor/luz).
- *Dor de cabeça ou enxaqueca:* características e associações relacionadas à dor de cabeça/enxaqueca com sintomas vestibulares: natureza latejante; localização; frequência e duração; momento da ocorrência de sintomas vestibulares em relação aos eventos de enxaqueca; sintomas associados (fotofobia, fonofobia, náusea, vômito, auras); gatilhos (dieta, estresse, hábitos de sono, fatores ambientais como mudanças no clima, medicamentos, alterações hormonais); detalhes do manejo atual.
- *Eventos de queda:* uma queda é definida como um episódio que resulta em uma pessoa inadvertidamente no chão ou em outro nível inferior. Deve-se verificar o número de quedas com ou sem lesão no período de um ano; e os fatores de risco associados à queda (ou seja, tipo e quantidade de medicamentos prescritos, uso de dispositivo de assistência locomotora, comorbidades patogênicas, restrições na mobilidade, medo de cair).

Fatores Desencadeantes/Agravantes

Questões sobre fatores /situações/processos que desencadeiam ou agravam os sintomas são essenciais para auxiliar no diagnóstico etiológico,[6] alguns exemplos são:

- Determinados movimentos posicionais ou alterações na postura da cabeça ou corpo (por exemplo, deitar-se ou se sentar, girar na cama, inclinar-se, virar a cabeça para a direita e/ou esquerda, movimentar para a direita e/ou esquerda).
- Perturbações sensoriais, como luzes fortes, dirigir, ler, ambientes visuais complexos (por exemplo, supermercados, filmes) e instabilidade ao caminhar.
- Sintomas induzidos por pressão ou som, desencadeados por tosse, espirro, elevação de objetos pesados, manobras de Valsalva e/ou sons altos.
- Dor cervical coincidindo com sintomas de tontura e/ou histórico de lesão no pescoço no início da tontura.

FATORES ALIVIANTES/PALIATIVOS

Durante a anamnese deve-se questionar sobre tratamentos anteriores (bem-sucedidos ou não) e se há alguma estratégia ou fator que provoque alívio dos sintomas. Os exemplos incluem alterações/restrições alimentares, modificação de medicamentos, mudanças no estilo de vida (redução ou aumento do estresse) e programas de exercícios (por exemplo, reabilitação vestibular).

HISTÓRIA FAMILIAR E SOCIAL

Alguns distúrbios que afetam o sistema vestibular podem ser de natureza hereditária. As perguntas clínicas podem se concentrar no histórico familiar otológico e neurológico (por exemplo, enxaqueca) para sintomas primários ou secundários. O uso de questionários, como, por exemplo, o *Dizziness Handicap Inventory* (DHI)[7] e escalas de classificação podem fornecer informações caso haja dificuldade de autorrelato dos sintomas por parte do paciente.

CONSIDERAÇÕES FINAIS

As sofisticadas descobertas científicas e inovações tecnológicas das últimas décadas alteraram substancialmente a maneira como as doenças são diagnosticadas e gerenciadas. Nesta era "moderna" e tecnológica, um dos princípios primários do cuidado está relacionado com o ouvir o paciente. A partir de uma anamnese benfeita, os sintomas podem ser categorizados auxiliando o diagnóstico. Limitações de tempo, fortes reações emocionais do paciente (ansiedade, tristeza), estado cognitivo/mental alterado e barreiras de linguagem podem dificultar o processo de anamnese, bem como vieses do examinador.[1] Deve-se estar ciente dessas barreiras e modificar a entrevista/coleta de dados para melhor atender às necessidades do paciente. Nas últimas décadas, houve um progresso acentuado em relação aos testes para a avaliação de pacientes com queixa de tontura. No entanto, o levantamento detalhado e abrangente da história clínica ainda se mantém como fator crucial para o correto diagnóstico.

REFERÊNCIAS BIBLIOGRÁFICAS

1. Lichstein PR. The Medical Interview. In: Walker HK, Hall WD, Hurst JW. (Eds.). Clinical Methods: The History, Physical, and Laboratory Examinations. 3rd ed. Boston: Butterworths; 1990.
2. Roland LT, Sinks BC, Goebel JA. The vertigo case history. In: Jacobson GP, Shepard NT. (Eds.) Balance function assessment and management. San Diego, CA: Plural Publishing; 2016. pp. 117-35.
3. Miller WR, Rollnick S. Motivational interviewing: helping people change. New York, NY: Guilford Press; 2013.
4. Bisdorff A. Vestibular symptoms and history taking. Handb Clin Neurol. 2016;137:83-90.
5. Bisdorff AR, Staab JP, Newman-Toker DE. Overview of the International Classification of Vestibular Disorders. Neurol Clin. 2015;33(3):541-vii.
6. Bisdorff A, Von Brevern M, Lempert T, Newman-Toker DE. Classification of vestibular symptoms: towards an international classification of vestibular disorders. J Vestib Res. 2009;19(1-2):1-13.
7. Jacobson GP, Newman CW. The development of the Dizziness Handicap Inventory. Arch Otolaryngol Head Neck Surg. 1990;116(4):424-7.

EXAME CLÍNICO VESTIBULAR

INTRODUÇÃO

O exame clínico do paciente com tontura (*beside test*) refere-se a testes breves, sem necessidade de equipamentos sofisticados que permitem coletar informações que podem auxiliar na formação da hipótese diagnóstica. O objetivo principal da avaliação à beira do leito/exame clínico é a possibilidade de detecção de alterações vestibulares. Os resultados destes testes informais são comumente considerados como critérios para o encaminhamento adequado do paciente para uma avaliação diagnóstica mais sofisticada. Os testes descritos a seguir tendem a exibir alta especificidade, porém baixa sensibilidade clínica. Como tal, são considerados instrumentos de avaliação informal e não devem ser substituídos, mas considerados como complementares a testes eletrofisiológicos, de imagens e outros testes diagnósticos.

EXAME CLÍNICO

O exame clínico pode incluir a avaliação da função oculomotora, dos reflexos vestibulares (vestíbulo-oculares, vestibuloespinhais) a partir de testes estáticos e dinâmicos.[1]

AVALIAÇÃO CORPORAL ESTÁTICA E DINÂMICA

As avaliações estática e dinâmica promovem a verificação do equilíbrio corporal e a interação entre os sistemas sensoriais e motores no processamento preciso das informações.

TESTE DE ROMBERG

No teste de Romberg o paciente é solicitado a ficar com os pés juntos e com os olhos abertos e depois fechar os olhos para suprimir os sinais visuais. O resultado do teste é positivo quando o paciente está estável com os olhos abertos, mas perde o equilíbrio com os olhos fechados. Um teste positivo indica alteração ou disfunção na função proprioceptiva, mas pode ser encontrado, também, em pacientes com vestibulopatia unilateral aguda ou com déficits vestibulares bilaterais graves. Pacientes com disfunção cerebelar exibem desequilíbrio postural, com os olhos abertos e fechados. Quando a presença de desequilíbrio não é clara no teste de Romberg, pode ser realizado o teste de Romberg sensibilizado ou Romberg-Barré (teste "*tandem*"), em que o paciente é solicitado a executar a mesma tarefa anterior, mas com um dos pés apoiado ao calcanhar do pé oposto. Em geral, pacientes com neurite vestibular, síndrome de Wallenberg e disfunção cerebelar tendem a cair em direção ao lado da lesão. A oscilação de um lado para outro pode estar presente em pacientes com vertigem posicional paroxística benigna (VPPB) e em vestibulopatias bilaterais. Deve-se ter cautela na interpretação do resultado no teste de Romberg sensibilizado em razão da presença de falso-positivo.

TESTE DE MARCHA

Há vários testes de marcha e o examinador pode escolher o que for melhor de acordo com o paciente a ser avaliado e o espaço físico disponível. No teste tradicional, o examinador solicita ao paciente para marchar em uma posição fixa, com os braços estendidos e os olhos fechados. Deve-se observar se ocorre desvio. O desvio gradual para o lado da lesão é encontrado em pacientes com déficit vestibular unilateral.

TESTES DE AMPLITUDE DE MOVIMENTO OCULAR

Os testes de amplitude de movimento ocular são considerados medidas de triagem necessárias para documentar restrições nos movimentos oculares que possam afetar a interpretação de futuros testes a serem solicitados. Para auxiliar na compreensão deste capítulo, um breve resumo do sistema oculomotor e suas características serão apresentados.

Sistema Oculomotor

Inúmeros controles permitem manter a clareza visual com (reflexo do vestíbulo-ocular – RVO) ou sem (sistema oculomotor) movimento cefálico.[2] O sistema oculomotor é responsável por a manter o alvo de interesse na fóvea da retina, proporcionando acuidade visual ideal. Este sistema complementa o RVO, mas não exige ou requer mobilidade da cabeça para produzir os movimentos corretivos dos olhos (Fig. 3-1).

O sistema oculomotor consiste em movimentos oculares responsáveis por: 1) manter a imagem na fóvea (optocinético, olhar fixo) e 2) reorientar a fóvea para se alinharem com a imagem ou alvo de interesse (sacada, rastreio, vergência).[3] A Figura 3-2 apresenta os tipos de movimento ocular e suas vias de controle.

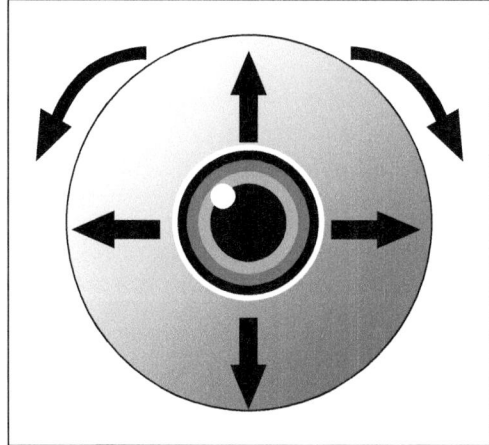

Fig. 3-1. Movimentos do sistema oculomotor.

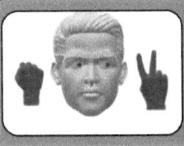

Sacada
- Movimento ocular rápido que pode ocorrer involuntariamente (sacada reflexa) ou voluntariamente (sacada voluntária), com o propósito de redirecionar a fóvea a um alvo específico.
- Vias de controle: campos oculares frontais, neurônios do tronco encefálico, gânglios cerebelares e basais para controle de precisão.

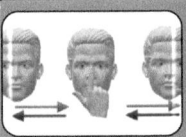

Rastreio (perseguição lenta)
- Movimento ocular lento, com o objetivo de manter a fixação visual sobre um alvo em movimento. Esse tipo de movimento é uma tarefa complexa, necessitando de processos de predição para transpor atrasos no tempo do sistema oculomotor.
- Vias de controle: áreas temporais, cerebelo (para coordenar os movimentos oculares conjugados). Se o sistema de rastreio falhar, sacadas podem ser observadas.

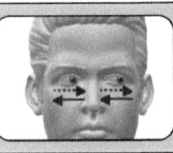

Optocinético
- Movimento reflexo, fisiológico, conjugado, caracterizado por um nistagmo de origem puramente visual. Compõe-se de uma fase lenta e de uma fase rápida, e é gerado por estímulos visuais em movimento. A fase lenta representa o movimento de perseguição do alvo até o limite do campo visual, e a fase rápida, o movimento sacádico de reposicionamento ocular.*
- Vias de controle: retina, nervo óptico, e núcleo do trato óptico que geram sinais para o núcleo vestibular e promovem movimentos oculares reflexos.

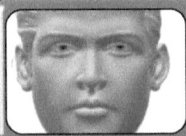

Fixação ocular
- Contração tônica dos músculos extra-oculares para manter a posição excêntrica do olhar. Vias de controle: integradores neurais no tronco cerebral e no cerebelo. Os integradores enviam sinais para os núcleos extraoculares e junto ao cerebelo conjugam os movimentos oculares.

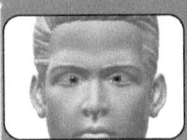

Vergência (convergência)
- É conduzido pela disparidade da imagem retiniana e borramento visual do processo acomodativo. Convergência = movimento de adução de ambos os olhos. Divergência = movimento de abdução de ambos os olhos.
- Via de controle: córtex visual primário, áreas temporais mediais e lobo parietal que se projeta para os campos frontais dos olhos e, finalmente, cerebelo para coordenar movimentos oculares precisos com base na distância e posição do alvo.

*Esse movimento é naturalmente iniciado quando, por exemplo, olhamos através da janela de um automóvel em movimento. Se há falha do sistema, há inabilidade de produzir movimento ocular compensatório para manter a imagem na fóvea.

Fig. 3-2. Movimentos oculomotores e suas vias de controle.[2,4,5]

TESTE DE AMPLITUDE DE MOVIMENTO OCULAR

O teste de amplitude de movimento extraocular (ou teste de posição do olhar) permite isolar cada músculo extraocular e avaliar os seguintes pares de nervos cranianos: III (oculomotor), IV (troclear) e VI (abducente). Durante o teste, o paciente é instruído a manter a cabeça imóvel e a fixar o olhar em um alvo (por exemplo, dedo do examinador). O alvo deve ser posicionado na região dos olhos do paciente, a aproximadamente 30 centímetros do nariz[6] (Fig. 3-3).

- *Normal:* movimentos oculares conjugados/sem restrições oculares.
- *Anormal:* restrição dos movimentos oculares, presença de nistagmo (direção fixa ou não) ou movimentos oculares desconjugados.

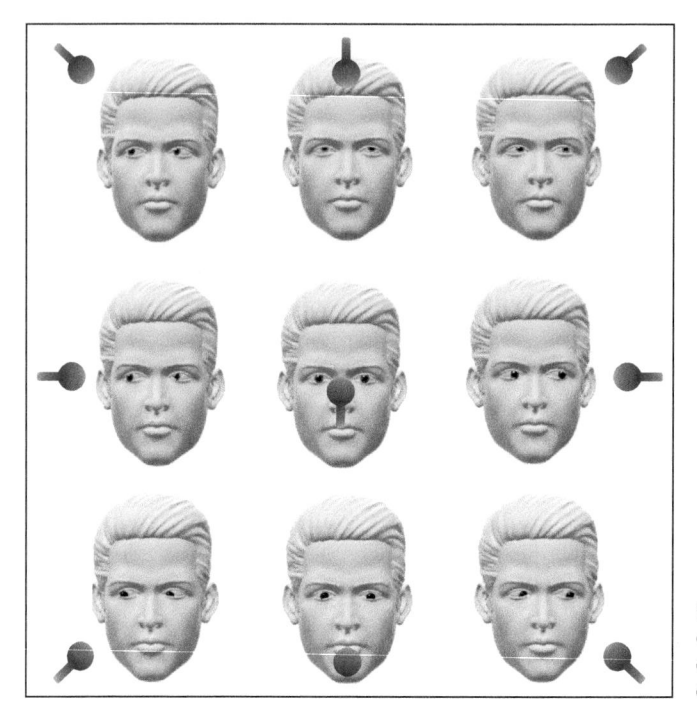

Fig. 3-3. Esquema do teste de amplitude do movimento ocular ou teste de posição ocular.

TESTE DE RASTREIO OU PERSEGUIÇÃO

O teste de rastreio ou perseguição avalia a capacidade de acompanhar um alvo que oscila nos planos horizontal ou vertical. Anormalidades no desempenho do teste podem sugerir comprometimento da área vestibulocerebelar; no entanto, deve-se frisar que a capacidade de realizar o movimento de perseguição ocular diminui com a idade e pode ser influenciada pelo uso de determinados medicamentos.[4] Durante o teste, o examinador e o paciente permanecem sentados. Solicita-se ao paciente que acompanhe com o olhar, sem movimentação cefálica, um alvo (por exemplo, o dedo do examinador) mantido a uma distância de 45 a 60 centímetros. O examinador deve manter a oscilação em um ritmo lento (< 1 Hz) nas direções horizontal e vertical (Fig. 3-4). Devem ser realizadas entre 3 a 5 oscilações em cada direção. É importante não mover o alvo mais de 15° para a direita, esquerda, acima ou abaixo da posição central.

- *Normal:* movimentos oculares suaves e conjugados.
- *Anormal:* busca sacádica sugerindo provável alteração vestíbulo-cerebelar.

TESTE DE SACADA

O teste da sacada é uma medida de triagem para análise de envolvimento do tronco cerebral/cerebelo e avalia a capacidade de produzir movimentos rápidos e conjugados dos olhos focando o objeto de interesse na fóvea.[4] Durante o teste, o examinador e o paciente permanecem sentados. O paciente é instruído a se concentrar em um alvo (por exemplo, nariz do examinador), enquanto o examinador levanta um dedo posicionado à direita ou à esquerda. O paciente é instruído a realizar movimentos alternados do olhar nos alvos (dedo e o nariz) sob comando do examinador. Este teste exige, normalmente, um movimento

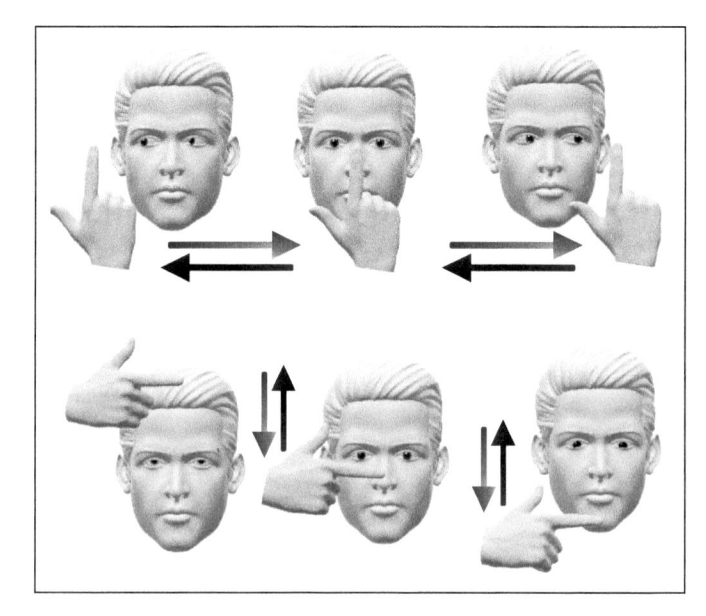

Fig. 3-4. Exame de acompanhamento ocular/perseguição.

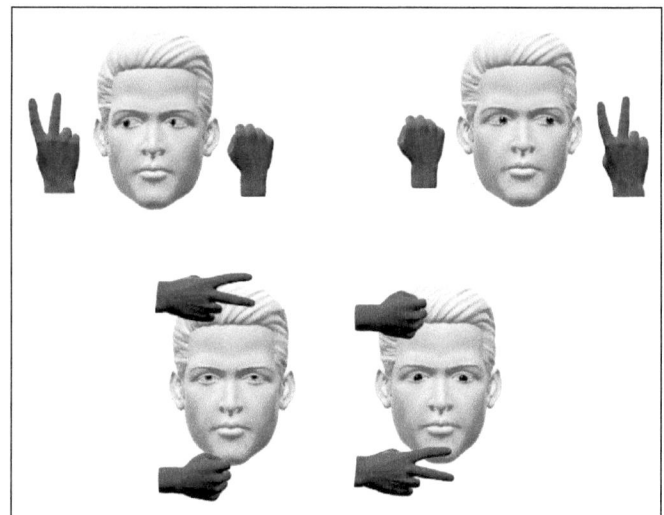

Fig. 3-5. Avaliação das sacadas oculares.

ocular de 15 a 20° para visualizar o alvo (Fig. 3-5). Essa tarefa deve incluir movimentos horizontais, verticais e oblíquos (diagonais) e ser repetida de 2 a 3 vezes em cada direção. O examinador avalia a precisão e a velocidade com que os olhos do paciente chegam ao alvo.

- *Normal:* movimentos rápidos e precisos dos olhos entre os alvos;
- *Anormal:* movimentos oculares lentos ou incapacidade de mover os olhos com precisão para o alvo:
    - A velocidade lenta pode sugerir envolvimento do tronco cerebral.
    - Precisão anormal para focar novamente os olhos no alvo pode sugerir envolvimento cerebelar.

TESTE DE ACUIDADE VISUAL DINÂMICA

O teste de acuidade visual dinâmica é utilizado para verificar problemas de oscilopsia.[7] Para realizar o teste o paciente é posicionado em uma cadeira estável e recebe um gráfico ocular (por exemplo, o gráfico de Snellen).

Para determinar o escore de acuidade visual estática do paciente, solicita-se ao paciente que leia a menor linha possível, mantendo a cabeça imóvel. Lentes corretivas podem ser usadas durante o teste. Para determinar o escore dinâmico de acuidade visual, deve-se mover passivamente a cabeça do paciente para a direita e esquerda em aproximadamente 2 Hz e solicitar ao paciente, novamente, para ler a menor linha que ele pode ver claramente.

- *Normal:* diferença de 0-2 na linha do escore de acuidade visual estático para dinâmico.
- *Anormal:* diferença > 2 linhas em comparação com o escore de acuidade visual estática basal.

O comprometimento vestibular periférico bilateral resulta em acuidade visual prejudicada associada a movimentos cefálicos em decorrência da redução bilateral no ganho do RVO.

TESTE DE ALINHAMENTO OCULAR

Durante o teste de alinhamento ocular, o paciente é solicitado a olhar para um alvo próximo (por exemplo, o nariz do examinador a uma distância de cerca de 35-45 centímetros dos olhos do paciente). Com as duas mãos, o examinador cobre os olhos do paciente e, em seguida, remove uma mão para procurar ajustes horizontais ou verticais do olho "descoberto". O examinador observa se existe algum movimento do outro olho para retomar a fixação. Se houver algum movimento, é sinal que este olho estava fixado noutra direção, isto é, estava desviado.

- *Normal:* sem desvios observados dos olhos.
- *Anormal:* sacada corretiva observada no olho descoberto.

TESTE VERTICAL VISUAL SUBJETIVO

Verifica a capacidade de um indivíduo perceber, sem nenhuma pista visual, se uma linha luminosa se encontra perfeitamente na posição vertical. Testes verticais visuais subjetivos (VVS) à beira do leito, como o método de balde,[8] são uma medida adicional para avaliação da função otólito-ocular. O teste do balde chama atenção pela simplicidade, praticidade, baixo custo e efetividade na sua aplicação. Estando o paciente sentado, rosto inserido no balde de modo que não enxergue fora dos limites deste, o examinador, após girar o balde no sentido horário e anti-horário, para-o em várias posições em cada testagem. O paciente deve ajustá-lo para a posição onde estima que a linha no fundo esteja na vertical verdadeira. O examinador afere os graus do eventual desvio em uma escala justaposta no exterior do balde.

- *Normal:* SVV com desvio dentro de 2-3° da vertical verdadeira.
- *Anormal:* SVV superior a 3° de desvio vertical verdadeiro sugere otólito agudo ou núcleos vestibulares com comprometimento para o lado do deslocamento vertical; no entanto, anormalidades centrais também podem resultar em desvios, sugerindo comprometimento contralateral.[8]

TESTES VESTIBULARES ESTÁTICOS E DINÂMICOS

Antes da descrição dos testes vestibulares estáticos e dinâmicos, faz-se necessária a apresentação do conceito de nistagmo e suas características e interpretações clínicas.

Nistagmo

Nistagmo é definido como "movimento ocular involuntário, rápido, rítmico e oscilatório com pelo menos uma fase lenta".[3] O nistagmo pode estar presente ao nascimento (congênito) ou se desenvolver mais tarde na vida (adquirido). Pode assumir diversas formas e se manifestar em decorrência de causas fisiológicas e fisiopatológicas. O nistagmo fisiológico pode ser desencadeado durante um exame (por exemplo, durante a prova calórica) para medir a resposta vestibular. A presença de nistagmo fisiopatológico pode ser aparente com o olhar na posição central (olhando para a frente), em posições excêntricas do olhar (posições cardinais: direita, esquerda, acima e abaixo) ou desencadeadas por meio de testes clínicos.[3] Existem dois tipos principais de nistagmo (Fig. 3-6): 1) nistagmo sacádico (*jerk*), que se caracteriza por apresentar duas fases/componentes com velocidades distintas, isto é, uma fase lenta e uma rápida. O movimento lento é o movimento patológico, e o rápido é o corretivo. Esse tipo de nistagmo pode surgir em alterações vestibulares periféricas assimétricas (fisiológica ou fisiopatológica) e de patologias centrais; 2) nistagmo pendular: o padrão de nistagmo que inclui apenas fases lentas,[3] ou seja, ostenta velocidade aproximadamente igual em ambas as direções e decorre de causas centrais.

O nistagmo sacádico (*jerk*) é descrito com base na observação clínica em relação à fase ou componente rápida (direção do nistagmo). A fase lenta pode ser quantificada e descreve o potencial local da lesão.[4] A partir de agora, ao nos referirmos ao nistagmo sacádico, apresentaremos apenas a palavra "nistagmo", uma vez que este padrão é o de interesse para a avaliação clínica vestibular (Fig. 3-7).

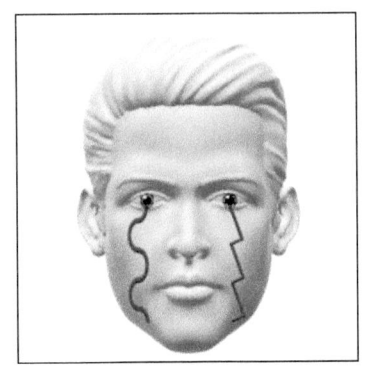

Fig. 3-6. Exemplo de padrões de nistagmo (pendular e sacádico).

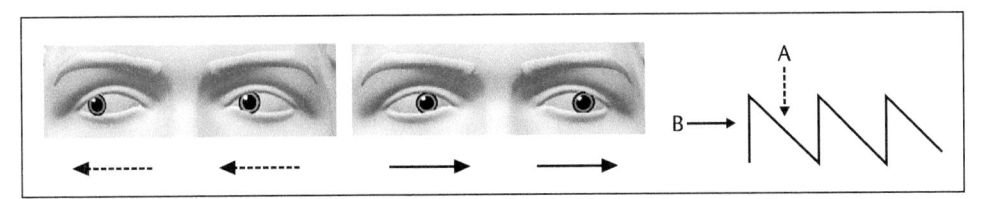

Fig. 3-7. Representação do olhar durante o nistagmo (fase lenta tracejada e fase rápida contínua). Representação das componentes do nistagmo. *A.* fase lenta e *B.* fase rápida.

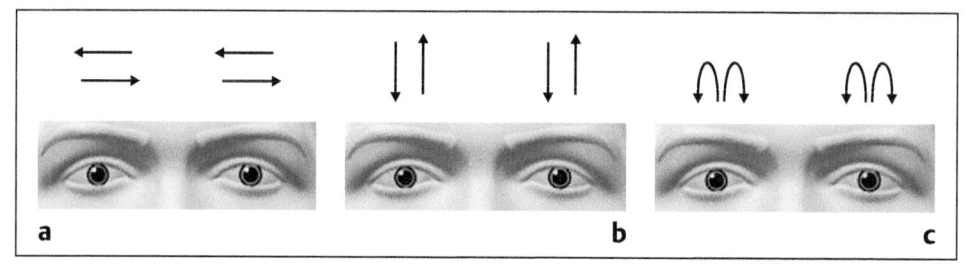

Fig. 3-8. Tipos de nistagmo de acordo com movimentos horizontal (**a**), vertical (**b**) ou torcional (**c**).

Para descrever o nistagmo, pode-se utilizar suas características em relação à posição do corpo em relação à Terra. Classifica-se em geotrópico quando o nistagmo possui sua fase rápida em direção ao solo, e apogeotrópico ou ageotrópico quando a fase rápida encontra-se em direção oposta ao solo. O nistagmo pode ser classificado, também, em relação ao tipo de movimento ocular produzido, a saber: horizontal, vertical ou torcional (Fig. 3-8).

Eggers *et al.*[3] destacaram características adicionais ao nistagmo que devem ser descritas:

- *Binocularidade:* nistagmo que ocorre em um olho (monocular) ou em ambos os olhos (binocular).
- *Conjugação:* olhos se movendo na mesma direção (conjugado) ou em direção oposta (desconjugado).
- *Velocidade:* valor da velocidade do movimento da fase lenta ou Velocidade Angular da Componente Lenta (VACL) (medido em graus por segundo). Pode-se descrever como a velocidade média da fase lenta ao longo do período de tempo (por exemplo, 20 segundos).
- *Morfologia:* aparência do padrão de nistagmo.
- *Perfil temporal:* intermitente, contínuo ou alternado.

Características do Nistagmo Vestibular Periférico

Um sinal característico de disfunção vestibular é a presença de nistagmo vestibular. Os padrões periféricos de nistagmo vestibular geralmente são: direção fixa (unidirecional) e predominantemente horizontais e/ou combinações de nistagmo horizontal, vertical e torcional. É muito raro o nistagmo vertical ou torcional puro se originar do sistema vestibular periférico, em decorrência de conexões únicas entre os órgãos vestibulares e os músculos extraoculares.[4] De acordo com a lei de Alexander, o nistagmo será exacerbado se o paciente olhar na direção da fase rápida do nistagmo, e diminuído ou suprimido quando modifica o olhar na direção da fase lenta. A direção da fase lenta geralmente é a direção do lado envolvido, com a fase rápida em direção ao lado neural mais ativo. Entretanto, essa regra pode não se aplicar caso seja observado nistagmo de recuperação (*recovery nystagmus*) isto é, batendo na direção do lado envolvido em lesão do tipo irritativa, que pode surgir nos casos de recuperação da função vestibular do lado da lesão durante o processo de compensação central (por exemplo, doença de Ménière).

Características do Nistagmo Vestibular Central

Os padrões do nistagmo central podem apresentar características de direção fixa ou de mudança de direção (bidirecional ou multidirecional). Por exemplo, pode-se observar nistagmo à direita durante o olhar para a direita que alterna em direção (batida) à esquerda, quando os olhos retornam à posição central (referido como nistagmo de rebote). O nistagmo central não reduz/desaparece ou pode ser exacerbado com a fixação visual. Pode ser vertical puro ou torcional.

Exame Estático
Nistagmo Espontâneo
O nistagmo espontâneo é um sinal clínico de desequilíbrio "estático" no sistema vestibular por patologias periféricas e/ou centrais.[1] A avaliação da presença de nistagmo espontâneo deve ser realizada primeiro com fixação visual (ou seja, o paciente mantém o olhar na posição central fixando em determinado alvo) e depois com a fixação removida (isto é, por meio do uso de lentes Frenzel) por aproximadamente 15 a 20 segundos. Em seguida, o examinador solicita ao paciente que olhe em posições excêntricas/cardinais (direita, esquerda, para cima e para baixo), com e sem fixação visual.[3]

- *Normal:* nenhuma evidência de nistagmo, com e sem fixação.
- *Anormal:* evidência de nistagmo.
  - A alteração vestibular periférica unilateral pode demonstrar um nistagmo torcional horizontal ou horizontal de direção fixa. O padrão de nistagmo segue a lei de Alexander e desaparece na presença de fixação visual.[4]
  - Os distúrbios centrais geralmente apresentam mudanças na direção do nistagmo, aumentando sua intensidade com a fixação visual. O padrão de nistagmo pode ser vertical ou torcional.[4]

Exame Vestibular Dinâmico
Head Impulse Test
O *head impulse test* ou teste de impulso cefálico avalia a função do RVO em alta frequência, ou seja, a capacidade de manter a fixação visual em um alvo após realização de movimentos cefálicos rápidos. O teste avalia a função de cada canal semicircular em relação aos pares funcionais.

Impulsos CSCs Horizontais
O examinador deve sentar-se em frente ao paciente. O examinador inclina a cabeça do paciente 30° para baixo e depois solicita ao paciente que olhe para o nariz do examinador ou para um alvo (a cerca de 1 metro de distância) posicionado na parede. O examinador coloca as mãos na cabeça do paciente e gira rapidamente a cabeça do paciente para a direita e esquerda em movimentos pequenos e imprevisíveis. O examinador observa os olhos do paciente durante e imediatamente após os movimentos da cabeça.

- *Normal:* os olhos permanecem fixos no alvo, sem evidência de sacada corretiva observada após o movimento da cabeça.
- *Anormal:* a presença de uma sacada corretiva ao estimular (girar a cabeça) para direita, esquerda ou ambos os lados, indicando ganho reduzido de RVO.

Impulsos CSCs Verticais
Novamente, o examinador deve sentar-se diretamente à frente do paciente durante o teste. O paciente continuará focado no mesmo alvo visual utilizado durante os impulsos horizontais. Existem dois métodos para realizar impulsos verticais na cabeça do canal. O primeiro

método envolve o examinador colocando as mãos na cabeça do paciente e movendo a cabeça do paciente no plano de cada canal. Por exemplo, para testar o par funcional de CSCs anterior direito e posterior esquerdo, o examinador moverá a cabeça do paciente em um pequeno arco para baixo e para a direita (estimulando o canal anterior direito) e depois para trás e para a esquerda (estimulando o canal posterior esquerdo). O método mais utilizado é girar a cabeça do paciente em aproximadamente 40-45° em direção ao canal posterior para ser estimulado, seguido de movimentos verticais da cabeça. Por exemplo, para o mesmo par funcional, a cabeça do paciente é virada para a esquerda (em direção ao canal posterior esquerdo). O paciente é instruído a manter o olhar em direção ao alvo central.

- *Normal:* os olhos permanecem fixos no alvo, sem evidência de sacada corretiva observada após o movimento da cabeça.
- *Anormal:* a presença de sacada corretiva após estimular um ou vários canais verticais, indicando ganho reduzido do RVO.
  - Disfunção do canal anterior: sacada corretiva observada com a rotação rápida da cabeça para baixo;
  - Disfunção do canal posterior: sacada corretiva observada com a rotação rápida da cabeça para cima.

> A função RVO de baixa frequência pode ser examinada à beira do leito durante o teste lento do RVO. Durante esse teste, o paciente é instruído a focar em um alvo estável (por exemplo, o nariz do examinador que estará posicionado na frente do paciente), enquanto o examinador move lentamente a cabeça do paciente na horizontal ou na vertical. O examinador procura a presença de sacadas de recuperação em uma ou mais direções, sugerindo alteração da função do RVO.[1]

Head Shaking Test

O *head shaking test* ou teste de agitação cefálica pode ser utilizado à beira do leito para identificar assimetrias na função vestibular dinâmica.[9] A fixação deve ser removida para melhorar a resposta ao nistagmo. O examinador inclina a cabeça do paciente 30° para a frente para posicionar os canais horizontais no plano horizontal e, então, solicita que o paciente mova vigorosamente a cabeça para a direita e esquerda (movimentos ativos) ou o examinador, preferencialmente, move a cabeça do paciente em aproximadamente 2 Hz por 15 a 20 segundos.[6] Durante os movimentos da cabeça, sinais excitatórios (com base na 2ª Lei de Ewald; consulte o Capítulo 1) são enviados aos núcleos vestibulares esquerdo e direito.

- *Normal:* sem nistagmo pós-agitação da cabeça (sinais periféricos simétricos).
- *Anormal:* presença de nistagmo.
  - A perda vestibular periférica unilateral pode demonstrar nistagmo fixo na direção horizontal, com direção para o lado neural mais ativo (normalmente contrário ao lado lesionado).
  - Os distúrbios centrais podem demonstrar sinais de nistagmo vertical.

Teste de Hiperventilação

A hiperventilação pode ser utilizada para provocar nistagmo vestibular periférico.[4] O teste é realizado sem fixação visual e o paciente permanece na posição sentada. Solicita-se ao paciente que respire fundo por 30 a 60 segundos. O examinador deve observar a presença ou não de nistagmo durante e após a hiperventilação.[4]

- *Normal:* sem nistagmo.
- *Anormal:* presença de nistagmo com componentes horizontais, torcionais e verticais:
  - Nistagmo com direção para o lado lesionado pode ocorrer em casos de lesões por compressão do NC VIII (por exemplo, schwannoma vestibular) em decorrência do aumento da condução nervosa dos axônios parcialmente desmielinizados.[10]
  - Nistagmo para o lado contrário ao lesionado ocorre em casos de alteração vestibular unilateral (ou seja, neurite vestibular ou labirintite).[4]
  - Nistagmo de origem central (por exemplo, vertical) em distúrbios da junção cervical cerebelar ou craniana.

Manobra de Valsalva

A mudança autoinduzida da pressão da orelha média e intracraniana comumente conhecida como manobra de Valsalva é capaz de induzir movimentos oculares em pacientes com alterações na junção craniocervical e distúrbios vestibulares. Existem dois tipos de manobras de Valsalva utilizadas para provocar alterações de pressão e surgimento de nistagmo, observados em casos como: deiscência do canal semicircular superior (SDCSS), fístula perilinfática, doença de Ménière ou patologias centrais.[4,11] O teste é realizado com o paciente sentado sem fixação visual, instruindo o relato de qualquer sensação de tontura ou vertigem causados pelo procedimento. Deve-se pedir ao paciente para respirar fundo, apertar o nariz e manter a boca fechada, depois soprar como se equalizasse a pressão dos ouvidos, ou seja, se prende a respiração, segurando o nariz com os dedos e, em seguida, é necessário forçar a saída de ar, fazendo pressão. O paciente deve manter a pressão por 10 a 15 segundos. O resultado é um aumento na pressão do ouvido médio.[12] Após a recuperação, pode-se realizar a segunda variante da manobra. O paciente deve esforçar-se (como se fosse levantar um objeto pesado) mantendo a glote e lábios fechados. Essa variante convém para elevar a pressão intracraniana induzindo aumentos na pressão venosa.[12]

- *Normal:* ausência de nistagmo ou sintomas.
- *Anormal:* presença de nistagmo provocados por alterações de pressão e sintomas.

> A aplicação de som (fenômeno de Tullio) e pressão aplicada ao ouvido externo (otoscopia pneumática) também podem provocar sintomas e padrões de nistagmo compatíveis com causas periféricas (isto é, SDCSS, fístula perilinfática).[13]

Amplitude de Movimento Cervical

A avaliação da presença de restrições durante a movimentação cervical é imperativa para determinar se serão necessárias modificações nos procedimentos de avaliação ou a presença de contraindicações (por exemplo, insuficiência vertebrobasilar) em alguns testes. Em geral, reduções na amplitude de movimento cervical são comuns, mas consideradas secundárias ao comprometimento vestibular e cervicogênico como forma de reduzir os sintomas. Um exame da amplitude de movimento do pescoço é benéfico não apenas para o planejamento da avaliação, mas também para considerações terapêuticas (por exemplo, manobras de reposicionamento ou reabilitação vestibular).

Os testes de posição e posicionamento são utilizados na avaliação clínica para verificar a presença de nistagmo. Os detalhes desses procedimentos serão fornecidos no Capítulo 4. O teste geralmente requer movimentações cervicais (aproximadamente 45°) e hiperextensão do pescoço.

Durante a avaliação da amplitude de movimento cervical, o examinador deve permanecer sentado ou em pé em frente ao paciente para observar as restrições no pescoço. Solicita-se ao paciente que vire a cabeça para a direita, esquerda, para cima (extensão) e para baixo (flexão) e documente quaisquer restrições e dores durante ou após a realização dos movimentos.

Recomenda-se registrar a existência de correlação entre início dos sintomas (tontura) com movimentos cervicais que podem assinalar para uma causa cervicogênica. Para a realização do teste de triagem da artéria vertebral, solicita-se ao paciente mover a cabeça em diferentes posições e relatar quaisquer sintomas com base nessas etapas:[14]

1. Paciente sentado, cabeça na posição neutra (centro) criando uma hiperextensão cervical e olhar para a direita permanecendo por aproximadamente 20 segundos.
2. O paciente então retorna à posição neutra e aguarda mais 20 segundos antes de realizar outra hiperextensão cervical e olhar para a esquerda por 20 segundos.
3. O paciente retorna à posição neutra e, caso sintomas sejam relatados, é necessário considerar outras alternativas e precauções para realização de testes posicionais (consulte o Capítulo 4 para obter mais detalhes).

CONSIDERAÇÕES DURANTE A AVALIAÇÃO CLÍNICA

A avaliação inicia-se com uma inspeção geral da postura da cabeça e do corpo do paciente, marcha e coordenação ocular:[15]

- *Postura da cabeça/corpo:* examine a postura corporal do paciente em pé e sentado. Procure indicações de inclinação da cabeça, que podem estar associadas a distúrbios do sistema vestibular periférico (inclinação para o lado envolvido) ou possíveis sinais centrais, como paralisia oblíqua superior (inclinação do lado oposto ao envolvido).[4]
- *Marcha e transferência:* faça anotações sobre anormalidades na marcha observada (por exemplo, marcha lenta, base de apoio ampliada, sinais de ataxia, redução ou falta no movimento de membros superiores, lentidão no início da caminhada, movimento em bloco). Medidas validadas, como o *Dynamic Gait Index*[16] ou *Functional Gait Assessment*[17] podem auxiliar na quantificação do desempenho da marcha e na determinação do risco de queda. O grau do desequilíbrio e a direção da queda podem fornecer pistas importantes quanto às deficiências vestibulares subjacentes.
- *Coordenação ocular:* observe sinais de olhar desconjugado, anormalidades nas pálpebras (ptose, retração palpebral e nistagmo da pálpebra) e mudanças no tamanho das pupilas de acordo com a presença de iluminação.[4,10]

Essas medidas simples podem auxiliar na diferenciação entre comprometimentos periféricos (unilaterais e bilaterais) e centrais (veja Tabela 3-1) e fornecer ao clínico áreas de foco a determinar para quantificar anormalidades na avaliação e na solicitação de testes complementares.

Tabela 3-1. Sinais Comuns Observados nos Distúrbios Vestibulares e Centrais Periféricos

Periféria unilateral	Periférica bilateral	Alteração central
▪ Nistagmo de direção fixa (nistagmo espontâneo) predominantemente horizontal/torcional horizontal ▪ Controle postural prejudicado com os olhos fechados ▪ Desempenho prejudicado da marcha com a cabeça girada para o lado lesionado ▪ Desempenho oculomotor normal	▪ Nistagmo ausente ▪ Triagem anormal para acuidade visual dinâmica (diferença superior a 3 linhas) ▪ Respostas reflexas vestíbulo-oculares reduzidas ao estimular os lados direito e esquerdo ▪ Controle postural prejudicado ▪ Desempenho prejudicado da marcha com a cabeça virada para os dois lados ▪ Desempenho oculomotor normal	▪ Nistagmo com mudança de direção, sem supressão na presença fixação. Puro vertical ou torcional ▪ Respostas normais do reflexo vestíbulo-ocular ▪ Grande dificuldade em manter-se em pé sem assistência. Controle postural gravemente comprometido ▪ Marcha atáxica ▪ Desempenho oculomotor anormal

Adaptada de Leigh & Zee, 2015.[4]

CONSIDERAÇÕES FINAIS

A realização de um exame clínico minucioso e uma anamnese detalhada e cuidadosa continuam sendo ferramentas de extrema importância para o diagnóstico de tonturas/vertigens. Quando a queixa é induzida e associada a determinadas circunstâncias, a reprodução dessas situações é importante durante a avaliação. Um dos objetivos mais importantes do exame clínico, é diferenciar patologias vestibulares centrais e periféricas.

REFERÊNCIAS BIBLIOGRÁFICAS

1. Eggers SDZ, Zee DS. Evaluating the dizzy patient: bedside examination and laboratory assessment of the vestibular system. Semin Neurol. 2003;23(1):47-57.
2. Skalicky SE. Neural control of eye movements. In: Ocular and visual physiology. Singapore: Springer; 2016. pp. 251-70.
3. Eggers SDZ, Bisdorff A, von Breven M, Zee DS, Kim JS, Perez-Fernandez N, et al. Classification of vestibular signs and examination techniques: nystagmus and nystagmus-like movements. J Vestib Res. 2019;29(2-3):57-87.
4. Leigh JR, Zee DS. The neurology of eye movements (contemporary neurology series). 5th ed. Oxford, United Kingdom: Oxford University Press; 2015.
5. Schor CM. Neural control of eye movements. In: Levin LA, Nilsson SFE, Ver Hoeve J, Wu S, Alm A, Kaufman PL. Adler's physiology of the eye. Edinburgh: Saunders Elsevier; 2011. pp. 220-42.
6. Shepard NT, Telian SA. Practical management of the balance disorder patient. San Diego, CA: Singular; 1996.
7. Herdman SJ. Computerized dynamic visual acuity test in the assessment of vestibular deficits. In: Eggers SDZ, Zee DS. (Eds.) Vertigo and imbalance: clinical neurophysiology of the vestibular system. Elsevier; 2010. pp. 181-90.
8. Zwergal A, Rettinger N, Frenzel C, Dieterich M, Brandt T, Strupp M. A bucket of static vestibular function. Neurology. 2009;72(19):1689-92.
9. Welgampola MS, Bradshaw AP, Lechner C, Halmagyi GM. Bedside assessment of acute dizziness and vertigo. Neurol Clin. 2015;33(3):551-64.
10. Minor LB, Haslwanter T, Straumann D, Zee DS. Hyperventilation-induced nystagmus in patients with vestibular schwannoma. Neurology. 1999:53:2158-68.

11. Kheradmand A, Zee DS. The bedside examination of the vestibulo-ocular reflex (VOR): an update. Rev Neurol (Paris). 2012;168(10):710-9.
12. Walker MF, Zee DS. Bedside vestibular examination. Otolaryngol Clin North Am. 2000;33(3):495-506.
13. Minor LB, Solomon D, Zinreich JS, Zee DS. Sound- and/or pressure-induced vertigo due to bone dehiscence of the superior semicircular canal. Arch Otolaryngol Head Neck Surg. 1998;124:249-58.
14. Honaker JA, Wolfe AK. Vestibular dysfunction, cervical vertigo. In: Kountakis SE. (Ed.) Encyclopedia of otolaryngology, head and neck surgery. Berlin, Heidelberg: Springer; 2013.
15. Shumway-Cook A, Horak FB. Assessing the influence of sensory integration on balance. Suggestions from the field. Phys Ther. 1986;66:1548-9.
16. Shumway-Cook A, Baldwin M, Polissar NL, Gruber W. Predicting the probability for falls in community-dwelling older adults. Physical Therapy. 1997;77:812-9.
17. Wrisley DM, Marchetti GF, Kuharsky DK, Whitney SL. Reliability, internal consistency, and validity of data obtained with the functional gait assessment. Phys Ther. 2004;84(10):906-18.

TESTES DE POSICIONAMENTO

CAPÍTULO 4

INTRODUÇÃO

A pesquisa do nistagmo de posição e de posicionamento possuem propósitos e características distintas. Ambos os procedimentos permitem identificar alterações vestibulares e contribuem para a melhor propedêutica de pacientes com problemas de equilíbrio corporal.

TESTE DE NISTAGMO DE POSIÇÃO

A avaliação do nistagmo de posição, também chamado de estático, é realizada com o paciente deitado em uma maca e colocado em diferentes posições: decúbito dorsal, decúbito lateral direito e esquerdo, decúbito dorsal com a cabeça pendente, decúbito dorsal com a cabeça pendente para direita e para esquerda e sentado. O teste de nistagmo de posição avalia a presença de nistagmo (normalmente realizado sem fixação visual) e a presença de sintomas durante as posições estáticas da cabeça e do corpo no campo gravitacional.[1] A realização de uma tarefa mental para manter nível de alerta do paciente também é recomendado durante o teste, permitindo melhor registro do nistagmo. O tempo de análise deve ser entre 20 a 30 segundos para cada posição. Esta avaliação permite verificar o sistema vestibular como um todo e sua relação com a gravidade em diferentes posições corporais.

Deve-se ter em mente que três causas diferentes podem produzir nistagmo nas condições de pesquisa: fator cinético (movimentação brusca); fator cervical (nistagmo de origem cervical) e o verdadeiro nistagmo de posição (vestibular). Por isso existem muitas técnicas de exame e também uma grande controvérsia a respeito de como realizar o teste. Alguns autores acreditam que essas manobras devam ser bruscas, enquanto outros creem que as mesmas devam ser executadas lentamente, a fim de se eliminar o fator cinético. Outros admitem que, durante os testes, o pescoço não deve ser flexionado a fim de evitar possível nistagmo de origem cervical. Alguns autores recomendam o registro com e sem fixação ocular.

Considerando as controvérsias sobre a pesquisa do nistagmo de posição, muitos autores optaram por pesquisá-los a olho nu nas posições clássicas (sentado, decúbito dorsal lateral direito e esquerdo e decúbito dorsal com a cabeça em posição central). Indivíduos normais não apresentam vertigem e/ou nistagmo de posição com olhos abertos. A presença de queixa vertigem e/ou nistagmo é frequente em pacientes com alterações vestibulares, confirmando a natureza da lesão sem informar o local da lesão em nível periférico ou central. Deve-se ter prudência ao avaliar sua presença, considerando a incidência dos fatores cinéticos e cervicais.

INTERPRETAÇÃO DOS RESULTADOS DO NISTAGMO DE POSIÇÃO

O nistagmo de posição pode ser persistente ou intermitente: os dados devem ser cuidadosamente analisados para documentar a presença de padrões consistentes. Critérios clinicamente significativos para descrever o nistagmo[2-4] são:

- Velocidade Angular da Componente Lenta (VACL) (maior que 5°/s em qualquer posição).
- VACL de nistagmo vertical maior que 7°/s em qualquer posição.
- Mudança da direção do nistagmo durante mudança de posição.

PADRÕES DE NISTAGMO POSICIONAL PERIFÉRICO (SECUNDÁRIO À ALTERAÇÃO UNILATERAL)

O nistagmo posicional periférico pode-se apresentar como direção fixa (por exemplo, à direita), com aumento de intensidade sem fixação visual e observado em uma ou várias posições. Padrões de nistagmo geotrópico ou apogeotrópico podem ser encontrados. Cleindaniel[2] sugere que qualquer um desses padrões pode ser causado por interações anormais na função do sistema vestibular.

> A VPPB possui latência breve, duração curta, resposta fatigável.

PADRÕES DE NISTAGMO POSICIONAL CENTRAL

O nistagmo geotrópico ou apogeotrópico isolado pode ser de origem central, especialmente se houver outros sinais centrais ao exame clínico (por exemplo, alterações na função oculomotora). O nistagmo posicional central pode-se apresentar com ou sem sintomas de vertigem[1] (Tabela 4-1).

Tabela 4-1. Características dos Tipos de Nistagmo Posicional Central

Características	Nistagmo de posição central sem vertigem	Nistagmo de posição central com vertigem
Latência	0 segundos	0-5 segundos
Duração	Persistente, desde que a cabeça esteja na posição de provocação.	5-60 segundos
Direção do nistagmo	Geralmente *down-beat* puro, mas pode ser *up-beat* ou horizontal	Vertical puro, torcional ou horizontal
Fatigabilidade	Ausente	Possível
Sintomas	Ausência de vertigem	Presença de vertigem
Náusea e sintomas neurovegetativos	Ausentes	Presentes ou podendo ser mais intensos ou frequentes em uma posição ou lado
Sinais e sintomas neurológicos associados	Nenhum ou nistagmo espontâneo ou anormalidade oculomotora	Nenhum ou sinais cerebelares ou sinais oculomotores

TESTES DE POSICIONAMENTO
Os testes de posicionamento têm como objetivo pesquisar a presença de nistagmo e/ou vertigem desencadeados pela mudança rápida da posição de tronco e cabeça. Deve-se investigar, primeiramente, o lado supostamente lesionado, ou seja, o lado que, segundo o paciente, desencadeia a vertigem. O nistagmo de posicionamento é altamente fatigável e a repetição das manobras reduz ou elimina os sinais, dificultando a interpretação dos achados. A presença de possível nistagmo é verificada após 20 a 30 segundos em cada posição. Alterações da coluna cervical devem ser pesquisadas previamente à escolha da manobra. Antes de apresentar os testes, haverá breve descrição sobre a vertigem posicional paroxística benigna (VPPB).

Vertigem Posicional Paroxística Benigna (VPPB)
A vertigem posicional paroxística benigna (VPPB) provoca episódios discretos de vertigem causados por alterações gravitacionais na posição, como girar na posição supina ou durante a realização de movimentos no plano sagital da cabeça (por exemplo, inclinar a cabeça para cima ou para baixo). Sintomas de desequilíbrio geral quando em pé e andando também são comuns. A VPPB é causada pelo deslocamento de otocônias do utrículo para o canal semicircular, podendo afetar qualquer um deles. No entanto, 85-95% dos casos envolvem o CSC posterior, seguido pelo CSC horizontal (5-15%) e, raramente, pelo CSC anterior ou múltiplos canais.[5] O descolamento das otocônias pode ser resultado de traumatismo craniano, distúrbios vestibulares (por exemplo, neurite vestibular e enxaqueca vestibular), patologias relacionadas com o sistema nervoso central (SNC) (por exemplo, esclerose múltipla) ou envelhecimento.[5] É o distúrbio vestibular mais comum ao longo da vida útil, sendo mais prevalente em idosos e mulheres.[6] Atrasos no diagnóstico e tratamento têm implicações significativas na qualidade de vida e podem aumentar o risco de queda do sujeito.[5]

Diagnóstico de VPPB de Canal Vertical (Posterior/Inferior ou Anterior/Superior)
O nistagmo de posicionamento para detecção de VPPB de canal posterior/inferior pode ser realizado por meio de duas manobras conhecidas como manobra de Dix-Hallpike[7] (Fig. 4-1) e manobra de Brandt-Daroff (utilizada para pacientes com restrições cervicais ou problemas na coluna).[8]

Para a manobra de Brandt-Daroff, caso seja realizada para o lado direito, o paciente permanecerá sentado na maca e o examinador girará a cabeça do paciente 45° para a esquerda (ou seja, contralateral ao lado avaliado). O examinador deve auxiliar o paciente na posição deitada do lado direito, com a cabeça voltada para o teto, além de monitorar os sintomas e a presença ou não de nistagmo. Após 60 segundos, o examinador auxilia o paciente a retornar para a posição sentada, com a cabeça ainda virada para a esquerda a 45°. Novamente, o examinador monitora os sintomas e a presença de nistagmo.

> Os olhos do paciente devem permanecer abertos durante toda a avaliação. Recomenda-se usar lentes de Frenzel para observar adequadamente as características do nistagmo. A manobra deve ser repetida para o lado oposto[5].

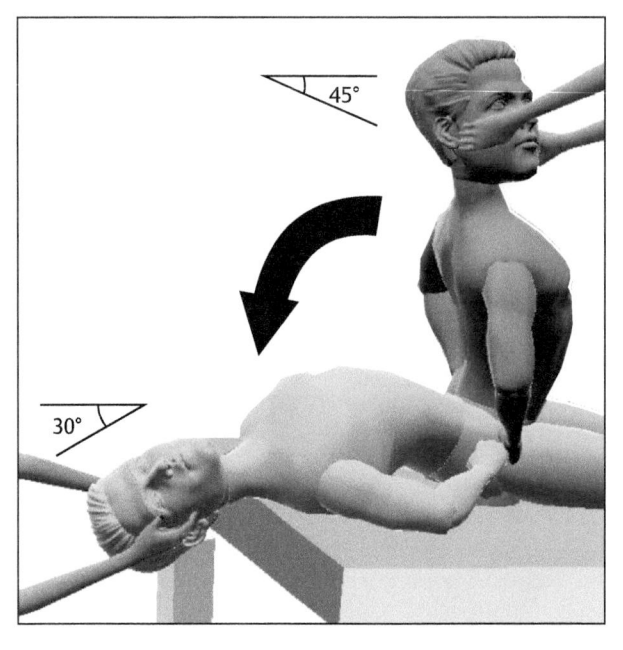

Fig. 4-1. Manobra de Dix-Hallpike para direita. O paciente sentado na maca tem a cabeça girada em 45° para a direita. O examinador fica ao lado da maca e rapidamente move o paciente da posição sentada para supina, com a cabeça estendida para baixo e para a direita. O clínico monitora os sintomas e a presença ou não de nistagmo. Após 60 segundos, o clínico auxilia o paciente a retornar para a posição sentada, com a cabeça ainda virada para a direita em 45°. Novamente, o clínico monitora os sintomas/nistagmo. Realiza-se a manobra para o lado oposto (Ver Vídeo 4-1).

A VPPB de CSC anterior/superior pode ser diagnosticada por meio da manobra de Yacovino (*Deep Head Hanging Maneuver*).[9] O paciente permanece, primeiramente, sentado na maca com a cabeça na posição neutra (centro). O examinador fica posicionado próximo à cabeceira para ajudar a mover o paciente para a posição supina, com a cabeça estendida para baixo (aproximadamente 45-50°). O examinador monitora os sintomas/nistagmo. Após 60 segundos, o examinador retorna o paciente à posição sentada, monitorando continuamente os sintomas/nistagmo (Fig. 4-2).

A VPPB do canal anterior pode apresentar-se como nistagmo de vertical para baixo e com uma componente de torção que pode não pode ser observada sem o uso de lentes Frenzel;[10] no entanto, o nistagmo vertical para baixo é comum nas etiologias centrais (por exemplo, malformação de Chiari, lesões ou degeneração cerebelares.)

O objetivo dessas manobras é identificar padrões de nistagmo provocados correspondentes ao estímulo do canal vertical em decorrência do deslocamento das otocônias (Tabela 4-2).

> Alterar a linha de olhar do paciente pode melhorar a direção do componente torcional ou vertical. Para melhorar a direção da torção, peça ao paciente que olhe em direção ao chão. Para aprimorar o componente vertical, peça ao paciente que olhe em direção ao teto.

TESTES DE POSICIONAMENTO

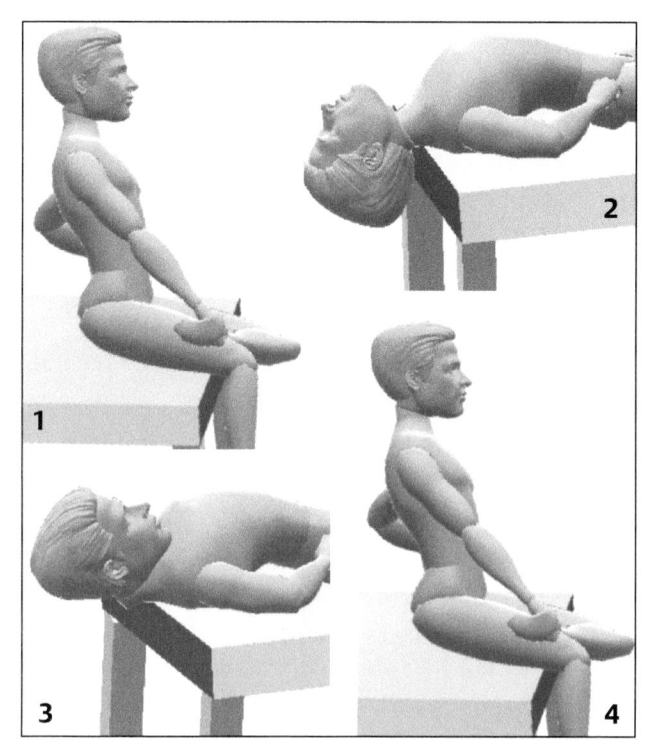

Fig. 4-2. Manobra de Yacovino (*Deep Head Hanging Maneuver*). O paciente deve ser deitado na maca (2) com a cabeça pendente e inclinada para trás para, em seguida, fletir sua cabeça até que o queixo encoste na região peitoral (3). O clínico monitora os sintomas/e a presença ou não de nistagmo. Após 60 segundos, o clínico auxilia o paciente a retornar para a posição sentada (4). Novamente, o clínico monitora os sintomas/nistagmo.

Tabela 4-2. Critérios Diagnósticos para VPPB de Canal Vertical

Canal semicircular (CSC)	Componente torcional	Componente vertical	Figura
Posterior direito	Torção para a direita	Up-beating	
Posterior esquerdo	Torção para a esquerda	Up-beating	
Anterior direito	Torção para a direita (isso pode ser breve ou não observado)	Down-beating	
Anterior esquerdo	Torção para a esquerda (isso pode ser breve ou não observado)	Down-beating	

Os movimentos oculares devem ser descritos em relação à direita e esquerda do paciente e no batimento da resposta:

- A direção do nistagmo torcional indica o lado envolvido.
- A direção do nistagmo vertical indica o CSC envolvido.
  - Canal posterior = nistagmo com batimento para cima.
  - Canal anterior = nistagmo com batimento para baixo.
- A duração do nistagmo indica o tipo de VPPB:
  - Inferior a 60 segundos sugere que a otocônia esteja flutuando dentro do canal (canalitíase).
  - Superior a 60 segundos sugere que a otocônia esteja na cúpula (cupulolitíase).

Furman e Cass[11] descreveram características adicionais da VPPB de canal vertical, incluindo:

- Curta latência (alguns segundos) para o aparecimento dos sintomas após o paciente ser colocado na manobra de testagem.
- Padrão de nistagmo crescente-decrescente.
- Reversão do nistagmo (isto é, resposta inibitória) durante o retorno para a posição sentada.
- Fadigas de resposta com repetição da manobra.

Se não houver fadiga no padrão do nistagmo ou alterações significativas nas manobras de tratamento, o nistagmo vertical pode ser um indicador da doença do SNC.[5]

> O diagnóstico de VPPB não se deve basear apenas na história clínica.[5] Autores sugerem que caso a manobra seja positiva e os sintomas se alinhem com a condição clínica do paciente, não há necessidade de investigação adicional,[5] porém, a associação de VPPB a outras afecções é considerada comum.

VARIANTES ATÍPICAS DE ACOMETIMENTO DO CSC POSTERIOR

Variantes atípicas de canais verticais podem ser observadas, mas são extremamente raras.[12] Oas[12] descreve uma variante de canal semicircular posterior e canalitíase com nistagmo vertical para baixo, onde as otocônias estão posicionadas próximas ao utrículo, causando nistagmo torcional prolongado em direção ao lado acometido. Buki et al.[12] relatam resposta prolongada ou ausência de nistagmo na manobra de Dix-Hallpike com base na localização da otocônia e possível oscilação corporal com o retorno na posição sentado. A variante apogeotrópica do CSC posterior sugere otocônia posicionada dentro do *crus comum* (local onde se unem os CSCs anterior e posterior), provocando uma resposta inibidora do nistagmo quando o paciente estiver na posição de Dix-Hallpike.[14] O lado afetado é, então, oposto à direção da torção em razão da inibição do CSC posterior.

DIAGNÓSTICO DA VPPB DE CANAL HORIZONTAL/LATERAL

Se o paciente tem uma história sugestiva de VPPB, mas as manobras de diagnóstico para CSC vertical não exibem nistagmo ou apresentam nistagmo de direção horizontal, é necessária verificação de VPPB de CSC horizontal/lateral.[5] A VPPB de CSC horizontal é o segundo tipo

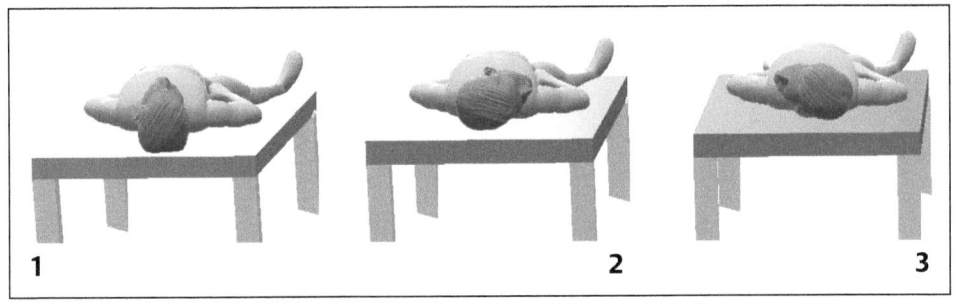

Fig. 4-3. Manobra de Pagnini-McClure (rotação supina). *1.* O paciente é posicionado em decúbito dorsal sobre o leito, com a cabeça fletida 30°, posição em que os canais laterais ficam paralelos ao eixo gravitacional. *2.* O examinador deve girar rapidamente a cabeça do paciente para um dos lados e observar o relato da sensação vertiginosa e o nistagmo na direção horizontal. A cabeça do paciente é retornada para a posição original e *3.* a manobra é realizada agora no outro sentido. O clínico monitora os sintomas e a presença ou não de nistagmo. Após 60 segundos de cada lado, o clínico auxilia o paciente a retornar para a posição sentada. Novamente, monitoram-se os sintomas/presença ou não de nistagmo.

mais comum de VPPB e pode ocorrer após tentativas não bem-sucedidas para tratamento de VPPB para CSC posterior.

O teste de rotação supina (isto é, manobra de Pagnini-McClure)[15,16] pode ser utilizado para diagnóstico. Nela o paciente é posicionado em decúbito dorsal com a cabeça elevada em 30° com o objetivo de manter os CSC horizontais paralelos ao eixo gravitacional. O examinador gira rapidamente a cabeça do paciente 90° para a direita, monitorando a direção e a duração do nistagmo. Após 30 a 60 segundos, o examinador move a cabeça do paciente de volta à posição supina (cabeça ainda elevada 30°). O examinador gira a cabeça do paciente para a esquerda a 90°, observando novamente a presença, direção e duração do nistagmo (Fig. 4-3).

Na VPPB de canal lateral, o examinador encontrará nistagmo e a sensação vertiginosa com o giro da cabeça para ambos os lados. Essa resposta costuma ter uma latência muito curta, característica paroxística, não é fatigável com a repetição da manobra e nistagmo puramente horizontal (geotrópico ou ageotrópico) que muda de direção de acordo com o giro da cabeça para o lado oposto e que tem maior intensidade para um dos lados. O mais comum é o nistagmo geotrópico para ambos os lados. Isso indica uma canalitíase do CSC horizontal, ou seja, as otocônias estão posicionadas ao longo do canal semicircular lateral. Nesse caso, o canal lateral afetado será determinado pelo lado que gerar a resposta mais intensa de nistagmo. Caso a manobra gere uma resposta ageotrópica, ela também ocorrerá com o giro da cabeça para ambos os lados, e, provavelmente, as otocônias estarão situadas ou aderidas à cúpula (cupulolitíase do canal lateral). Nessa situação, o canal lateral afetado será determinado pelo lado que gerar a resposta menos intensa. É necessária a observação criteriosa quanto ao aparecimento do nistagmo, principalmente para a VPPB de CSCs horizontais, para diferenciá-lo do nistagmo espontâneo que pode estar presente nesses pacientes. A ocorrência deste nistagmo espontâneo é, provavelmente, causada por uma inclinação natural do canal semicircular lateral, com relação ao plano horizontal (Tabela 4-3).

Tabela 4-3. Critérios Diagnósticos para VPPB de Canal Horizontal

Posição de deslocamento de otocônia	Nistagmo padrão	Cabeça/corpo para a direita	Cabeça/corpo para a esquerda	Orelha envolvida com base na 2ª Lei de Ewald (Ewald, 1892)[17]
Canalitíase	Geotrópico (fases rápidas batendo em direção ao solo)	Nistagmo horizontal batendo à direita	Nistagmo horizontal batendo à esquerda	Em decorrência da flutuação livre da otocônia no interior do canal, a rotação da cabeça em direção à orelha afetada causa fluxo de corrente endolinfática ampulípeta (resposta excitatória) e a rotação da cabeça em direção contrária ao lado afetado causa corrente endolinfática ampulífuga (resposta inibitória). O lado que produz o nistagmo mais intenso (excitação) indica o lado lesionado
Cupulolitíase	Apogeotrópico (fases rápidas do nistagmo são contrárias à direção de rotação da cabeça)	Nistagmo horizontal batendo à esquerda	Nistagmo horizontal batendo à direita	Em razão da otocônia estar aderida à cúpula, a rotação da cabeça em direção à orelha afetada, provocando corrente endolinfática ampulífuga (resposta inibitória)

CONSIDERAÇÕES FINAIS

A verificação da presença de nistagmo durante os testes de posição e posicionamento são importantes na avaliação do paciente com tontura. É respeitável salientar que há múltiplas manobras para a identificação de quadro de VPPB, seja de canais horizontais ou verticais; e vários estudos têm demonstrado a eficácia diagnóstica. Antes da escolha da manobra é necessário considerar as necessidades individuais de cada paciente bem como suas limitações. É importante destacar que, apesar de a VPPB ser classicamente considerada como uma patologia benigna, o impacto individual sobre seus portadores e as suas consequências para a coletividade não podem ser desprezados e merecem ser considerados.

REFERÊNCIAS BIBLIOGRÁFICAS

1. Cleindaniel R. Positional testing and treatment. In: Jacobson GP, Shepard NT, Barin K, Burkard RF, Janky K, McCaslin DL. (Eds.) Balance function assessment and management. 3rd ed. San Diego, CA: Plural Publishing; 2020. pp. 225-56.
2. Cleindaniel RA. Nonmedical management of positional vertigo. In: Jacobson GP, Shepard NT. (Eds.) Balance function assessment and management. San Diego, CA: Plural; 2016. pp. 653-84.
3. Ruckenstein MJ, Davis S. Rapid interpretation of balance function tests. San Diego, CA: Plural Publishing; 2015.
4. Telian SA, Shepard NT. Update on vestibular rehabilitation therapy. Otolaryngol Clin North Am. 1996;29(2):359-71.
5. Bhattacharyya N, Gubbels SP, Schwartz SR, Edlow JA, El-Kashlan H, Fife T, et al. Clinical practice guideline: benign paroxysmal positional vertigo (update). Otolaryngol Head Neck Surg. 2017;156(3S):S1-S47.
6. Neuhauser HK, Lempert T. Vertigo: epidemiologic aspects. Semin Neurol. 2009;29(5):473-81.
7. Dix MR, Hallpike CS. The pathology, symptomology, and diagnosis of certain common disorders of the vestibular system. Ann Otol Rhinol Laryngol. 1952;61:987-1016.

8. Brandt T, Daroff RB. Physical therapy for benign paroxysmal positional vertigo. Arch Otolaryngol. 1980;106(8):484-5.
9. Yacovino DA, Hain TC, Gualtieri F. New therapeutic maneuver for anterior canal benign paroxysmal positional vertigo. J Neurol. 2009;256(11):1851-5.
10. Crevits L. Treatment of anterior canal benign paroxysmal positional vertigo by a prolonged forced position procedure. J Neurol Neurosurg Psychiatry. 2004;75:779-81.
11. Furman JM, Cass SP. Benign paroxysmal positional vertigo. NEngl J Med. 1999;341(21):1590-6.
12. Buki B, Mandalà M, Nuti D. Typical and atypical benign paroxysmal positional vertigo: literature review and new theoretical considerations. J Vestib Res. 2014;24:415-23.
13. Oas JG. Benign paroxysmal positional vertigo: a clinician's perspective. Ann NY Acad Sci. 2001;942:201-9.
14. Vannucchi P, Pecci R, Giannoni B, Di Giustino F, Santimone R, Mengucci A. Apogeotropic posterior semicircular canal benign paroxysmal positional vertigo: some clinical and therapeutic considerations. Audiol Res. 2015;5(1):130.
15. McClure JA. Horizontal canal BPV. J Otolaryngol. 1985;14:30-5.
16. Pagnini P, Nuti D, Vannucchi P. Benign paroxysmal vertigo of the horizontal canal. ORL J Otorhinolaryngol Relat Spec. 1989;51(3):161-70.
17. Ewald JR. Physiologische Untersuchungen über das Endorgan des Nervus octavus. Wiesbaden, Bergmann; 1892.

ELETRONISTAGMOGRAFIA (ENG)/ VIDEONISTAGMOGRAFIA (VNG)

CAPÍTULO 5

INTRODUÇÃO

A avaliação do equilíbrio corporal é realizada por meio de uma completa história clínica, exame físico e uma bateria de testes complementares para o correto diagnóstico, orientação e tratamento. Apesar de o diagnóstico das patologias vestibulares não se basear apenas nos resultados dos testes de função vestibular, o registro da presença e a análise dos diversos tipos de nistagmo e outros movimentos oculares permitem reconhecer um movimento ocular anormal e quantificá-lo; avaliar o efeito da fixação visual; e comparar testes sucessivos. O registro possibilita a medida de parâmetros quantitativos como a velocidade angular da componente lenta (VACL) dos diversos tipos de nistagmo; latência, precisão e velocidade das sacadas; ganho do movimento ocular de rastreio e simetria do nistagmo optocinético. Além disso, por meio da prova calórica, é possível avaliar os canais semicirculares laterais separadamente, auxiliando na identificação de patologias vestibulares unilaterais.

ELETRONISTAGMOGRAFIA (ENG)/VIDEONISTAGMOGRAFIA (VNG)

A eletronistagmografia (ENG)/videonistagmografia (VNG) são métodos de registros dos movimentos oculares para examinar indiretamente: 1) a função vestibular periférica; 2) o *status* de compensação central e 3) a função da via vestíbulo-ocular central.

- *ENG:* eletrodos são utilizados para registrar os movimentos oculomotores por meio do potencial elétrico corneorretinal (PCR). O arranjo dos eletrodos pode ser utilizado em casos de movimentos oculares desconjugados.
- *VNG:* óculos com uma fonte de luz infravermelha (invisível para o paciente) e minúsculas câmeras de vídeo instaladas nas lentes binoculares. O equipamento é a prova de ambientes com luminosidade (podendo permitir avaliação do paciente com ou sem fixação visual retirando ou colocando uma tampa nos óculos/máscara) (Fig. 5-1).

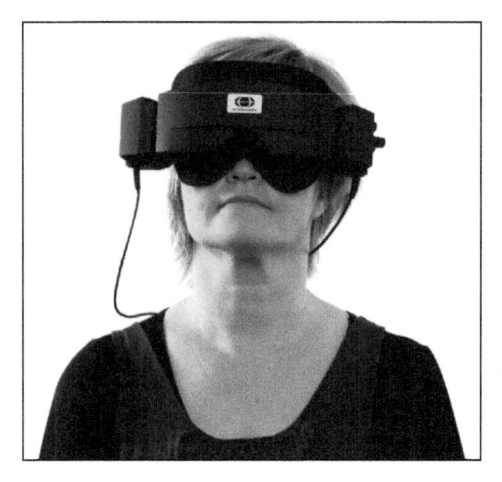

Fig. 5-1. Equipamento de VNG – óculos com tampa removível (que permite o registro com e sem fixação visual), possui câmera infravermelha possibilitando a visualização dos movimentos oculares e o alinhamento das pupilas durante o registro. (Cortesia: Interacoustics.)

EXECUTANDO VNG/ENG

Por meio da VNG/ENG é possível realizar diversos testes como a avaliação dos movimentos oculomotores, testes de posição e posicionamento e, finalmente, a prova calórica. Testes adicionais podem ser incluídos na bateria, como as provas rotatórias, teste de hiperventilação e vibração da mastoide. Este capítulo concentrar-se-á no procedimento padrão da VNG/ENG (Fig. 5-2).

Na ENG os eletrodos são convencionalmente colocados de forma que, no canal horizontal, deslocar o olhar para a direita, corresponde um registro do movimento ocular para cima e para a esquerda, o movimento é registrado para baixo. E, para o canal vertical, a colocação convencional dos eletrodos possibilita que o deslocamento do olhar para cima corresponda a um registro do movimento ocular para cima e o deslocamento do olhar é para baixo, o movimento é registrado para baixo.

Para a adequada interpretação dos registros é necessária a calibração dos movimentos oculares para que o ângulo de desvio ocular seja representado por uma amplitude definida de inscrição do movimento no traçado. A calibração permitirá que os exames sejam feitos e interpretados em condições semelhantes. Podem ser necessárias recalibrações ao longo do teste.

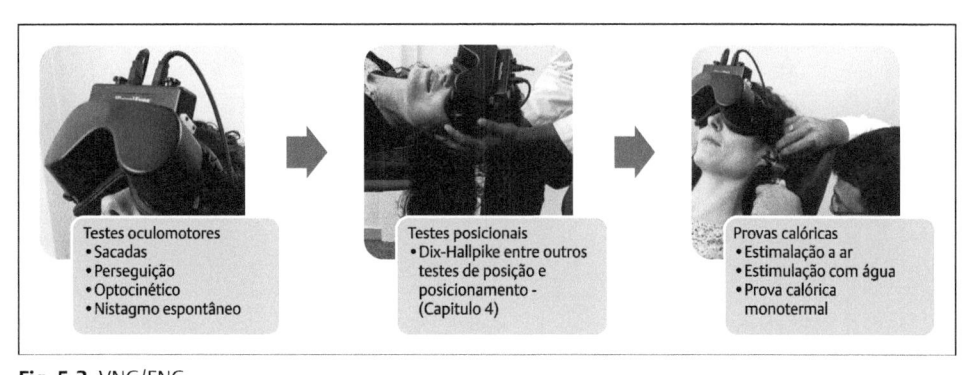

Testes oculomotores
• Sacadas
• Perseguição
• Optocinético
• Nistagmo espontâneo

Testes posicionais
• Dix-Hallpike entre outros testes de posição e posicionamento - (Capítulo 4)

Provas calóricas
• Estimulação a ar
• Estimulação com água
• Prova calórica monotermal

Fig. 5-2. VNG/ENG.

A vectoeletronistagmografia (VENG) corresponde a uma variação da ENG que utiliza três canais para registro dos movimentos oculares. A VENG também tem como base o registro da variação do potencial elétrico corneorretinal captado por meio da movimentação ocular. Um eletrodo ativo é colocado no canto externo de cada olho e o terceiro na linha média frontal, de modo que os três canais de registro apresentem a configuração de um triângulo isósceles. A partir dos eletrodos ativos, originam-se três derivações bipolares que permitem a identificação dos movimentos oculares horizontais, verticais e oblíquos. O canal horizontal da VENG é similar ao canal horizontal da ENG. A VENG possibilita o estudo do nistagmo oblíquo resultante da estimulação dos canais semicirculares verticais durante a prova rotatória, posicionando a cabeça do paciente 60° para traz e 45° para o lado.

Já a VNG é um método computadorizado que não necessita da utilização de eletrodos. Esta tecnologia utiliza uma fonte de luz infravermelha invisível para olho humano com a capacidade de gravar os movimentos oculares em qualquer condição de iluminação ambiental, inclusive na completa escuridão. As videocâmeras instaladas nas lentes binoculares à prova de luz possibilitam a observação direta e o registro dos movimentos oculares horizontais, verticais e torcionais com olhos abertos e no escuro (Fig. 5-3). A VNG emprega o processamento da imagem digital para examinar os movimentos do centro da pupila possibilitando a avaliação da velocidade angular da componente lenta do nistagmo tanto horizontal quanto vertical. É essencial que os óculos estejam firmemente fixados à cabeça do paciente, pois movimentos da câmera em relação à cabeça resultarão em artefatos que prejudicariam o registro dos movimentos oculares (a translação de um milímetro resulta em erro de aproximadamente 5°). Cosméticos utilizados ao redor dos olhos podem interferir na captação e identificação da pupila por meio da iluminação infravermelha, prejudicando o registro e a avaliação. As imagens dos olhos podem ser gravadas digitalmente no computador simultaneamente ao registro do traçado. A qualidade do traçado depende da qualidade da imagem. A calibração depende da distância entre o olho e a câmera. Depois de realizada a calibração inicial, recalibrações podem ser necessárias caso os óculos ou as câmeras sejam reposicionados. A VNG possibilita a visualização dos movimentos oculares torcionais, mas não a sua medida.

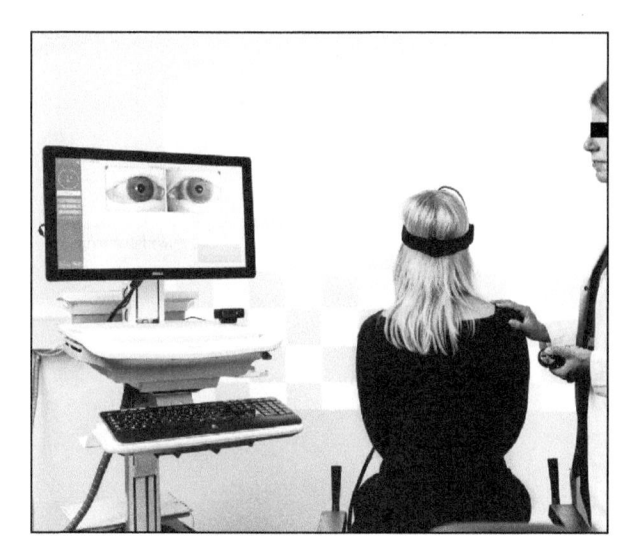

Fig. 5-3. Estação de trabalho para realização de VNG. (Cortesia: Interacoustics.)

PREPARAÇÃO DO PACIENTE

As etapas a seguir são recomendadas para a configuração geral do paciente durante o teste:

1. Verifique se o paciente seguiu as instruções pré-teste. Medicamentos para controle de náuseas e vertigens podem suprimir as respostas vestibulares e a ingestão de álcool pode causar nistagmo posicional anormal. McCaslin[1] enfatiza verificar a lista atual de medicamentos em uso para identificar efeitos adversos na função vestibular central e periférica: a) anticonvulsivantes; b) antidepressivos e benzodiazepínicos; c)medicamentos antivertigem; d) aminoglicosídeos e quimioterápicos; e) anti-hipertensivos.
2. Realize otoscopia. Anormalidades anatômicas e presença de perfurações da membrana timpânica devem ser verificadas antes da realização de irrigações calóricas. Cerume obstrutivo deve ser removido antes da estimulação calórica.
3. Exame clínico completo (Capítulo 3) para verificar a amplitude de movimento ocular e cervical.
4. Posicione o paciente na cadeira ou maca e confirme se a distância entre o estímulo (alvo visual) e o paciente está correta de acordo com as configurações do equipamento. Se o paciente estiver muito próximo ou muito longe do alvo visual, a calibração será considerada anormal e poderá resultar em superestimação dos movimentos oculares durante o teste.
5. No caso da ENG, prepare a pele do paciente para a colocação dos eletrodos. É importante a limpeza da pele com gaze embebida em álcool ou outra solução (como por exemplo, NuPrep).
6. Solicite ao paciente para não utilizar nenhum tipo de maquiagem, especialmente na região dos olhos, antes da realização da VNG. Em seguida, coloque os óculos no paciente e ajuste as câmeras para focar corretamente as pupilas. Assegure-se de que os olhos estejam centralizados horizontalmente e ambas as pupilas estejam centralizadas para rastrear adequadamente seu movimento durante o teste (Fig. 5-4). Se o paciente apresentar deficiência visual (por exemplo, cegueira), a avaliação precisa dos movimentos oculomotores pode não ser possível, e apenas inferências sobre a função vestibular (por meio da prova calórica, por exemplo) podem ser determinadas durante o teste.[1]

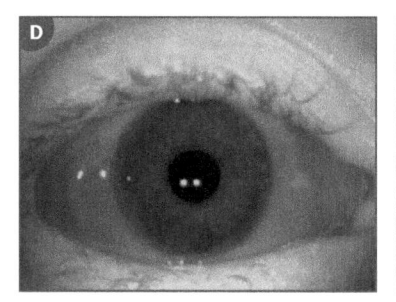

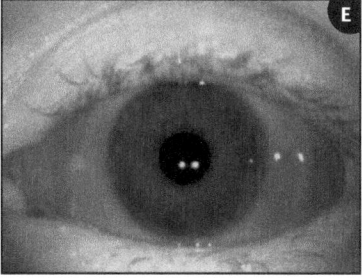

Fig. 5-4. Alinhamento adequado para realização da VNG. (Cortesia: Interacoustics.)

7. Desligue ou apague as luzes da sala antes de iniciar o teste. Caso o paciente esteja utilizando os óculos para VNG, verifique a ausência de luz para o paciente encaixando a tampa dos óculos (que é de fixação removível).
8. Instrua o paciente sobre o procedimento de calibração (tarefa de sacada). Repita as instruções ao paciente caso seja necessário ou utilize a opção de calibração padrão se o paciente não conseguir realizar um registro aceitável.

PREPARAÇÃO DO EXAMINADOR

O examinador deve estar posicionado em uma estação de trabalho adjacente ao equipamento de ENG/VNG, em uma sala com espaço suficiente para se movimentar adequadamente ao redor do paciente. O uso de um controle remoto (acessível em determinados equipamentos) permite que o operador permaneça sempre próximo ao paciente, principalmente, por razões de segurança.

O operador deve instruir o paciente sobre: 1) as diferentes etapas da bateria de teste; 2) a necessidade de realização de tarefas mentais durante algumas etapas do teste com o objetivo de melhorar a qualidade do registro do teste; 3) a importância de o paciente relatar quaisquer sintomas provocados durante o teste.

> O olhar do paciente deve estar na posição central (olhando para frente), a menos que seja instruído a seguir um alvo visual ou alterar sua linha de olhar durante procedimentos oculomotores (por exemplo, durante sacadas ou perseguição).

PROTOCOLOS, ANÁLISES E INTERPRETAÇÕES DE TESTES

A seguir serão apresentadas as recomendações para registro de movimentos oculares por meio da ENG/VNG.

Exame Oculomotor

É imprescindível que o paciente seja orientado a não movimentar a cabeça durante o registro dos movimentos oculomotores. Durante esta avaliação será verificada a presença de alterações centrais (ou seja, tronco cerebral/cerebelo) além de auxiliar na interpretação dos demais achados vestibulares e nas respostas fisiológicas (por exemplo, irrigações calóricas).[1]

Teste de Sacada Fixos e Randomizados

Durante o teste de sacada (movimento rápido de olho), o paciente é solicitado a buscar com o olhar o alvo visual que surgir no campo visual (por exemplo, luz vermelha) em diferentes direções. O teste pode ser com estímulos fixos ou com paradigma aleatório (sacada randomizado) de movimentos do alvo visual com aproximadamente 30° de ângulo de desvio da posição central sobre o plano horizontal ou vertical.[2] O teste é registrado durante 30 segundos (ou mais, se necessário) e os parâmetros analisados são velocidade, precisão e latência (Fig. 5-5).

- *Velocidade:* gráfico da velocidade de pico a pico do movimento dos olhos durante a trajetória do movimento ocular de um alvo visual ao outro.

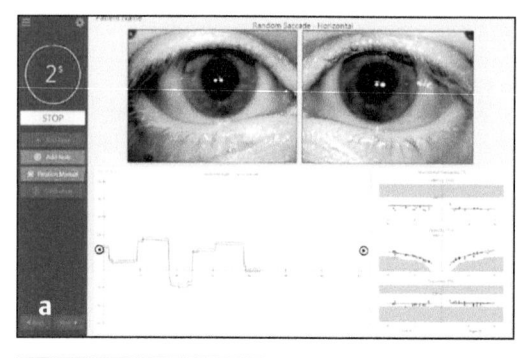

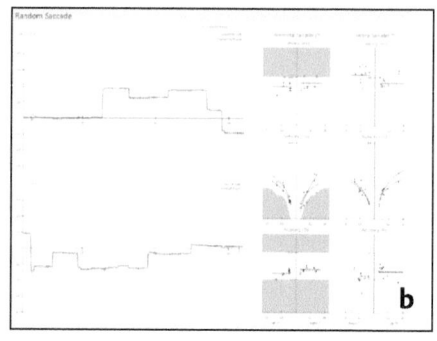

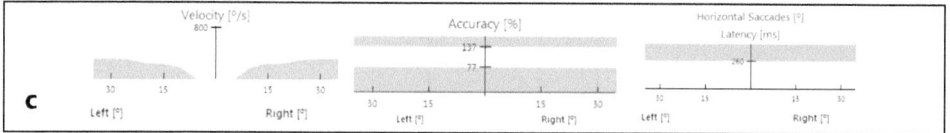

Fig. 5-5. Resultados do teste de sacada. (**a**) Traçados oculares brutos de teste de sacada randomizada horizontal acompanhado do vídeo com registro dos movimentos dos olhos do paciente. (**b**) Registro e análise das sacadas. (**c**) Variáveis analisadas durante o teste: velocidade, precisão (acurácia) e latência, respectivamente (Ver Vídeo 5-1).

- *Acurácia:* porcentagem da precisão do olho em relação ao alvo.
  - Valor igual a 100% indica que os olhos se moverem na mesma distância que o alvo em uma única excursão principal;
  - Valor superior a 100% indica que os movimentos oculares ultrapassam o alvo;
  - Valor inferior a 100% indica que os movimentos oculares ultrapassam o alvo.
- *Latência:* representa o lapso de tempo (milissegundos) desde o surgimento do alvo até o início do movimento dos olhos.

Interpretações do Teste de Sacada

O desempenho normal é indicado quando 50% ou mais das sacadas registradas se enquadram na região normal para velocidade, precisão e latência.[3] As anormalidades devem ser consistentes.[1] Sugere-se a repetição do teste caso um dos parâmetros esteja fora da faixa de normalidade. Anormalidades consistentes podem estar relacionadas com lesões no tronco cerebral e/ou envolvimento cerebelar. Exemplos de resultados normais e alterados na Figura 5-6.

Teste de Rastreio ou Perseguição

Durante o teste de rastreio ou perseguição (movimento lento dos olhos), o paciente é solicitado a seguir estritamente o movimento do alvo visual apenas com os olhos. A excursão dos olhos de acordo com o movimento do alvo é fixada em um arco de 15° a 20° e pode-se avaliar o aumento na frequência de 0,2-0,6 Hz.[4] Deve-se comparar o desempenho do paciente de acordo com os dados normativos referentes à idade, fornecidos pela maioria dos sistemas computadorizados. Os parâmetros avaliados são:

- *Ganho:* comparação entre os movimentos oculares sinusoidais e o movimento do alvo. O valor do ganho geralmente é descrito como a razão entre o pico de velocidade ocular sob o pico de velocidade-alvo.

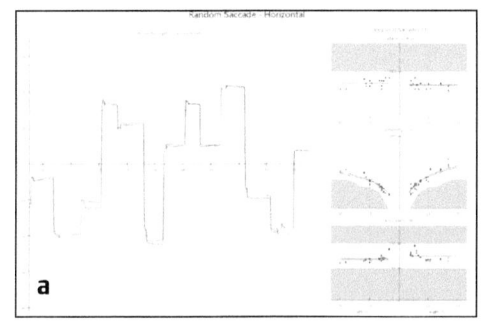

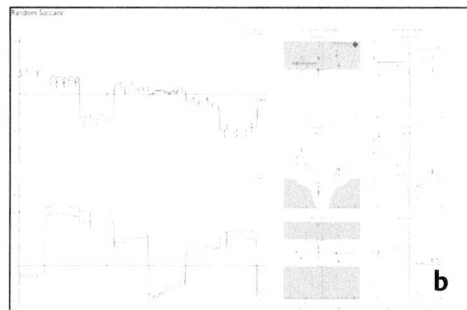

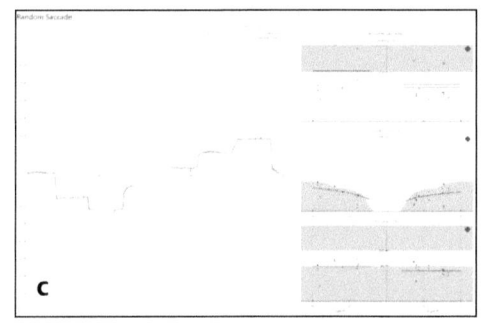

Fig. 5-6. Resultados do teste de sacada: (**a**) Resultado normal. (**b**) Resultado anormal em latência. (**c**) Resultado anormal em todas as variáveis. (Cortesia: Interacoustics.)

- *Simetria:* avalia a presença ou não de diferença percentual no ganho de velocidade do olho esquerdo ou direito, com o alvo movendo-se para a direita e para a esquerda (Fig. 5-7).

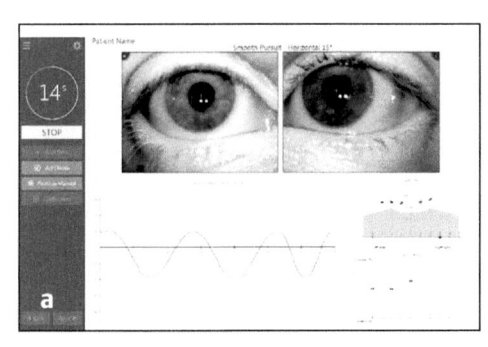

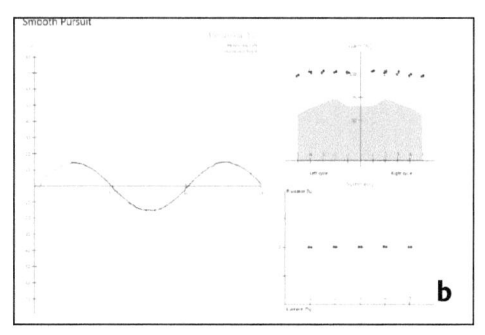

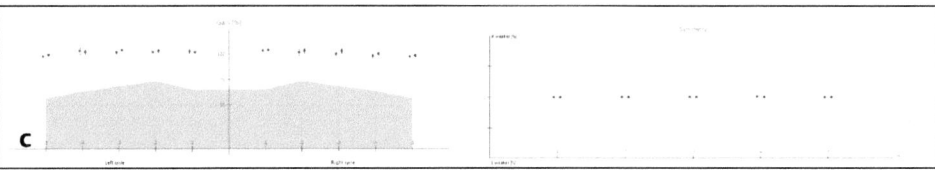

Fig. 5-7. Resultados do teste de rastreio ou perseguição. (**a**) Traçados oculares brutos de teste de rastreio horizontal acompanhado do vídeo com registro dos movimentos dos olhos do paciente. (**b**) Registro e análise do movimento de rastreio ocular. (**c**) Variáveis analisadas durante o teste: ganho e simetria, respectivamente (Ver Vídeo 5-2).

> Alguns sistemas fornecem um parâmetro adicional: a fase. Esta medida fornece informações sobre atraso ou adiantamento dos movimentos oculares em relação ao deslocamento do alvo.[3] Alterações nos valores de fase geralmente indicam a necessidade de reinstruir a tarefa para paciente.

Interpretações do Teste de Rastreio ou Perseguição

O teste de rastreio ou perseguição pode exigir mais de um registro com o objetivo de obter o melhor desempenho do paciente no teste. Recomenda-se repeti-lo caso o valor do ganho não esteja dentro dos valores de normalidade ou se o paciente realizar sacadas (movimentos rápidos) em vez de lentos.[4] O desempenho neste teste é fortemente afetado por questões relacionadas ao paciente, como: 1) atenção/cooperação; 2) grau de alerta; 3) presença de comprometimento na acuidade visual; 4) sonolência/fadiga; 5) efeitos de medicamentos e 6) idade. Após descartar esses fatores, caso o valor do ganho esteja reduzido, pode-se sugerir envolvimento da via vestíbulo-ocular central, geralmente localizada na região vestibulocervical em decorrência da complexidade e da redundância da via do movimento de perseguição[4] (Fig. 5-8).

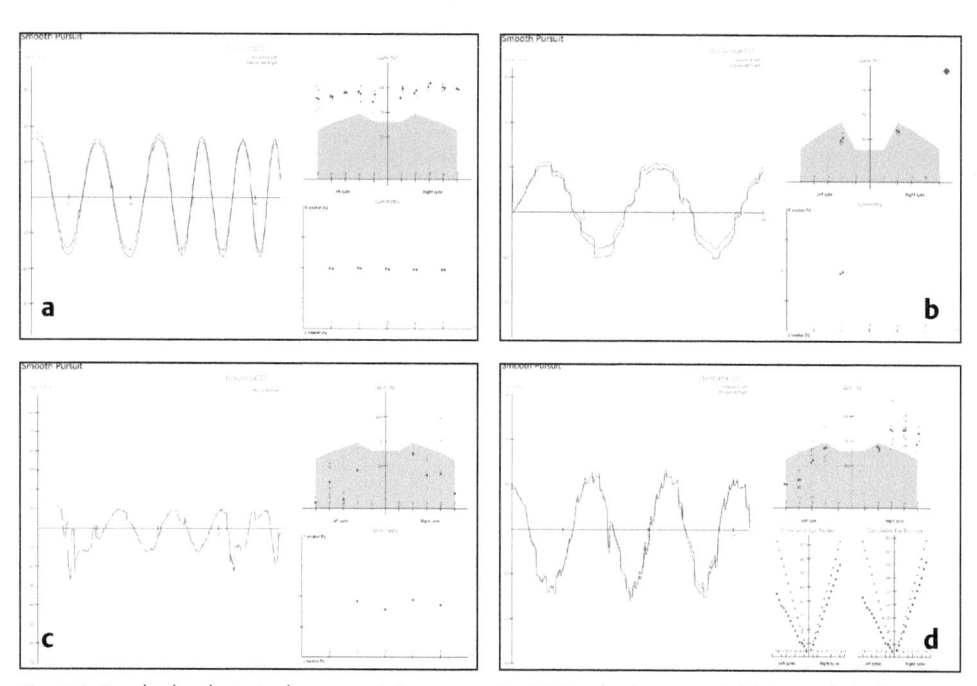

Fig. 5-8. Resultados do teste de perseguição ou rastreio. (**a**) Resultados normal. (**b**) Aconselhável repetir o teste para confirmar traçado. (**c**) Presença de sacadas, necessário repetir instruções e teste. (**d**) Presença de nistagmo. (Cortesia: Interacoustics.)

Teste de Nistagmo Optocinético

A avaliação do nistagmo optocinético requer que o paciente mantenha a cabeça imóvel com os olhos observando um padrão visual em movimento (por exemplo, barras de luzes) por um período de no mínimo 30 segundos. Este padrão visual deve ser projetado em uma área que ocupe 80 a 90% do campo visual do paciente.[1,2] O padrão de movimento ocorre a uma velocidade constante de 20 e 40°/s. O resultado de interesse é o ganho (simetria) do nistagmo produzido durante a tarefa (Fig. 5-9).

> Após um período mínimo de 30 segundos-teste, o estímulo é desativado e registra-se a presença de "pós-nistagmo". A presença de nistagmo após a estimulação é um efeito direto do sistema optocinético.

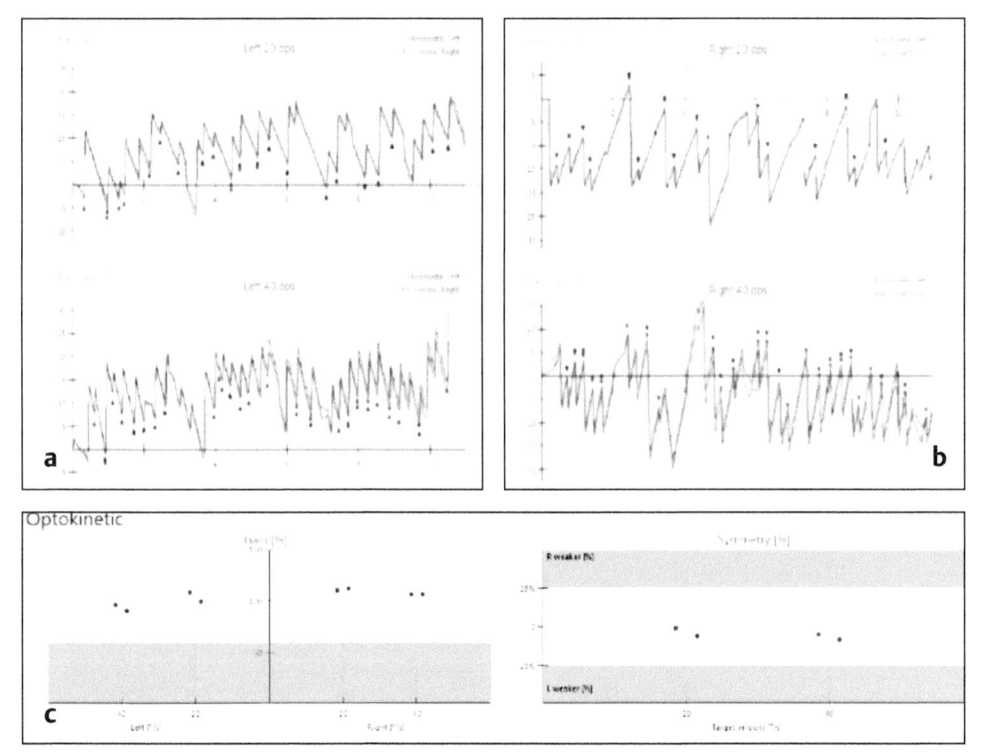

Fig. 5-9. Resultado da pesquisa do nistagmo optocinético. (**a**) Pesquisa para a esquerda. (**b**) Pesquisa para a direita. (**c**) Variáveis analisadas durante o teste: ganho e simetria, respectivamente. (Cortesia: Interacoustics.) – (Ver Vídeo 5-3).

Interpretações do Teste de Nistagmo Optocinético
Os achados são considerados normais quando os valores de ganho são simétricos (diferença menor que 25%) para movimentos para a direita comparados com os movimentos para a esquerda. Quando o ganho é anormal, o paciente deve receber novamente as instruções e o teste deve ser repetido. Semelhante ao teste perseguição ou rastreio, achados anormais podem estar relacionados com fatores de desatenção, comprometimento da acuidade visual e uso de certos medicamentos. As respostas assimétricas de ganho podem ser causadas pelo viés do nistagmo (ou seja, presença de nistagmo espontâneo à direita ou à esquerda), ou secundário à hipofunção vestibular periférica unilateral[2] (Fig. 5-10).

Teste de Fixação Ocular
Durante o teste de fixação ocular, o paciente é solicitado a manter os olhos fixos em um alvo visual posicionado diretamente à sua frente (posição central do olhar). A avaliação permite a identificação da presença de nistagmo espontâneo. Posteriormente, o alvo move-se em aproximadamente 15° a 30° da posição central para direita, esquerda, para cima e para baixo (posições excêntricas ou cardinais do olhar) para confirmar ou descartar a presença de nistagmo evocado pelo deslocamento olhar. Após cada teste referente à posição excêntrica do olhar, o paciente deve retornar à posição dos olhos para a posição central e verificar a presença de um possível nistagmo.[5] O procedimento de teste é então repetido sem fixação. Os movimentos oculares são registrados por volta de 30 segundos ou mais para cada posição do olhar. Os resultados de interesse são: 1) verificar a presença de nistagmo persistente; 2) verificar se há mudança na intensidade do nistagmo com ou sem fixação; 3) constatar se há ou não mudança na direção do nistagmo (Fig. 5-11).

Interpretações dos Testes de Estabilidade do Olhar (Nistagmo Espontâneo)
Ao analisar os resultados, verifica-se a presença de nistagmo. As características do nistagmo diferem em virtude de causas periféricas ou centrais (Tabela 5-1).

Achados normais são indicados quando não é observado nistagmo em nenhuma das situações (Fig. 5-12). Os testes devem ser repetidos caso o nistagmo esteja presente. O examinador deve manter o paciente alerta durante o procedimento. McCaslin et al.[4] enfatizam a importância de associar os vídeos aos registrados durante a coleta da resposta dos movimentos oculares, e não analisar apenas os traçados do nistagmo para relatar a presença ou não do mesmo.

Teste de Nistagmo Posicional e Posicionamento
O Capítulo 4 descreve os testes de posição e de posicionamento. A Figura 5-13 demonstra o paciente na maca com equipamento de VNG.

> A realização do conjunto de testes (nistagmo de posicional e posicionamento e a interpretação na irrigação calórica) são mais bem interpretados à luz dos achados oculomotores[6].

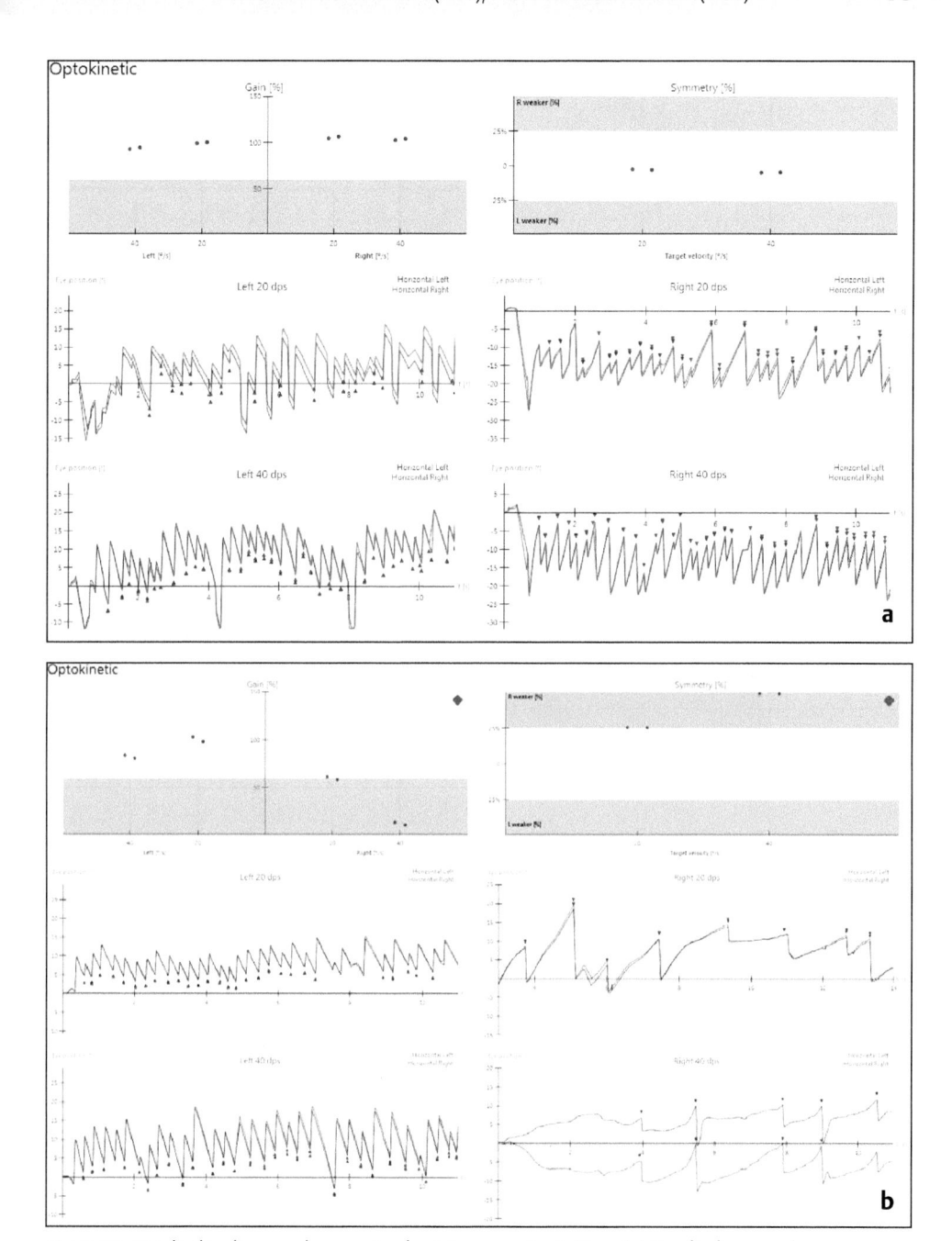

Fig. 5-10. Resultados diversos da pesquisa do nistagmo optocinético. (**a**) Resultado normal. (**b**) Resultado anormal em simetria. (Cortesia: Interacoustics.)

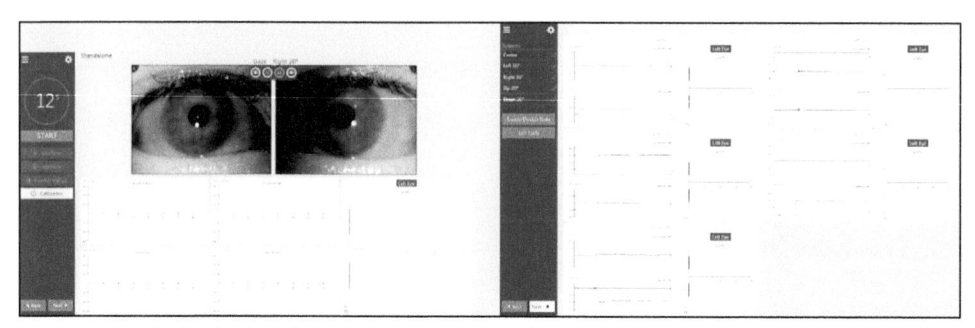

Fig. 5-11. Resultados do teste de nistagmo espontâneo e de posição excêntrica. (Cortesia: Interacoustics.)

Tabela 5-1. Características do Nistagmo para Etiologias Periféricas e Centrais[2,5]

Periférico	Central
A intensidade do nistagmo aumenta com a remoção da fixação removida. Nistagmo de direção fixa. A intensidade segue a lei de Alexander (ou seja, aumenta com a modificação do olhar na direção da batida do nistagmo)	A intensidade do nistagmo aumenta ou se mantém mesmo com a fixação visual presente. Presença de nistagmo vertical puro ou pendular. A direção do nistagmo muda de acordo com a posição (bi ou multidirecional)

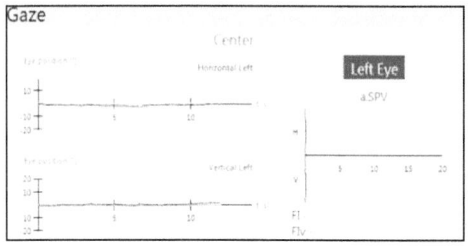

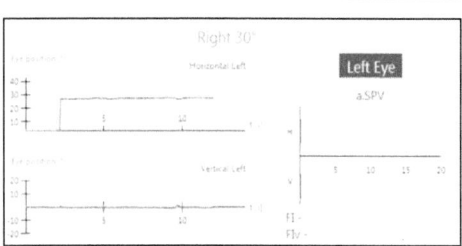

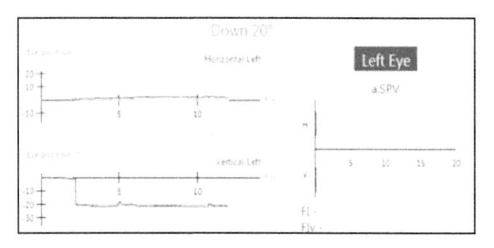

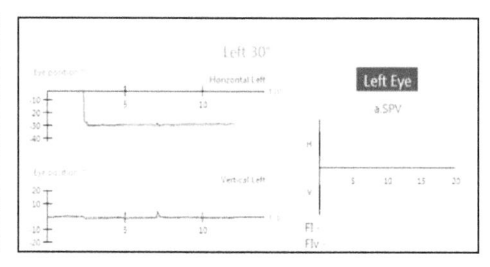

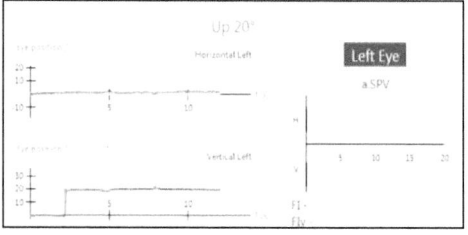

Fig. 5-12. Pesquisa do nistagmo espontâneo (centro) e nistagmo espontâneo de posição excêntrica (esquerda, direita, para cima e para baixo). (Cortesia: Interacoustics.) – (Ver Vídeo 5-3).

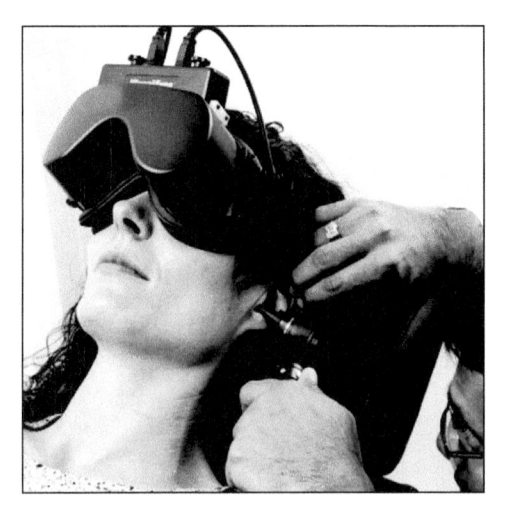

Fig. 5-13. Paciente com equipamento de VNG. (Cortesia: Interacoustics.)

Prova Calórica

Para a execução das irrigações calóricas usam-se estímulos não fisiológicos (água ou ar) (Fig. 5-14) para avaliar a função do canal semicircular horizontal e da via aferente. A frequência da resposta calórica é de cerca de 0,003 Hz. Durante o teste, o paciente é colocado na posição supina, com a cabeça elevada em aproximadamente 30° (permitindo a verticalização do CSC horizontal/lateral).

Durante a realização da estimulação, a fixação visual é totalmente removida. Antes de iniciar a irrigação, os canais auditivos devem ser inspecionados. É imperativo instruir o paciente sobre todas as partes do procedimento calórico:

- Bilateral e bitérmico: estímulo quente e/ou frio (água ou ar) será aplicado no canal auditivo, um ouvido por vez.
- Objetivo: obter as respostas vestibulares depois de cada estimulação e poder comparar as respostas de um lado com o outro.
- Orientar que o teste é realizado na escuridão (imprescindível que os olhos permaneçam abertos com a ausência de fixação ocular durante a estimulação e registro do nistagmo pós-calórico).

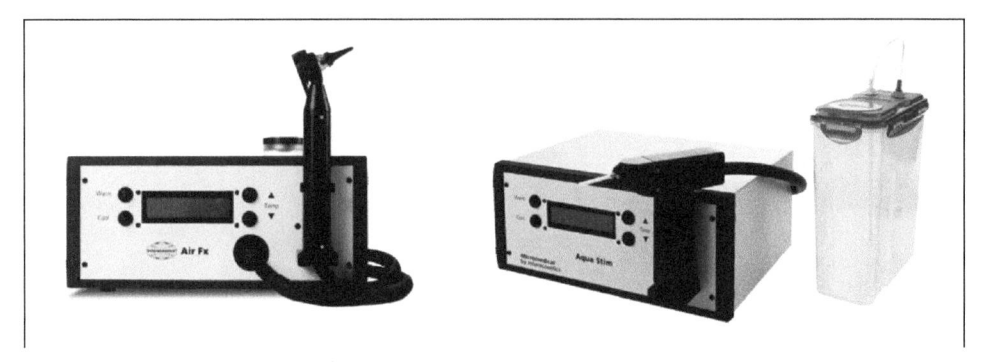

Fig. 5-14. Equipamento de estimulação a ar e água. (Cortesia: Interacoustics.)

- Realizar tarefas mentais é necessário para obter a resposta e manter o paciente em estado de alerta.
- Explicar que o paciente pode apresentar sintomas de náusea ou vertigem breves.
- É importante realizar intervalos entre uma estimulação e outra.

Após todas as orientações e etapas, solicite que o paciente repita as orientações sobre o procedimento para garantir que o mesmo compreendeu todas as partes do teste.

Procedimento e Análise de Irrigação Calórica Bitérmica

As irrigações utilizando estimulações quente e fria (bitérmicas) são aplicadas em cada canal auditivo externo (binaural).

As temperaturas e tempo de irrigação de acordo com o tipo de estímulo são:

- *Irrigação com água:* quente = 44°C, frio = 30°C, tempo de irrigação 30 segundos (alguns protocolos consideram 40 segundos).
- *Irrigação por ar:* quente = 50°C, frio = 24°C, tempo de irrigação 60 segundos.

As irrigações bitérmicas aquecem ou resfriam o canal auditivo externo. A modificação da temperatura se transfere pelo canal auditivo em direção ao canal semicircular horizontal no lado da irrigação. O estímulo quente faz com que a endolinfa do canal semicircular horizontal fique mais leve e suba, criando uma corrente ampulípeta (resposta neural excitatória); já o estímulo frio aumenta a densidade da endolinfa, resultando em corrente ampulífuga (resposta inibitória). Desta forma, cria-se uma atividade neural assimétrica entre os canais semicirculares, resultando no surgimento de nistagmo vestibular.

A direção do nistagmo (componente rápida do nistagmo) está relacionada com a temperatura do estímulo.

- *Irrigação quente*: nistagmo na mesma direção do lado estimulado (resposta excitatória) – (bate na mesma direção do lado estimulado).
- *Irrigação a frio*: nistagmo na direção contrária ao lado estimulado (resposta inibitória) – (bate na direção contrária ao lado estimulado).

A ordem do teste, tanto em relação ao lado estimulado quanto à temperatura deve reverter a última direção do nistagmo para descartar efeitos de transição entre uma resposta e outra. É importante haver um tempo de espera entre as estimulações (3 a 7 minutos) para evitar que o nistagmo residual contamine a próxima irrigação.[7,8] Os tempos de irrigação podem ser modificados em casos de efeitos negativos (náusea) ou outros fatores relacionados com o paciente (ansiedade), mas devem ser cuidadosamente documentados no relatório do teste. As respostas calóricas geralmente atingem o pico de resposta em torno de 60 a 90 segundos após o início da irrigação.[9] Barin[9] recomenda primeiro analisar as irrigações quentes e frias da orelha direita, ou seja, resposta total do labirinto direito (RTLD) e comparar com a resposta total das irrigações do labirinto esquerdo (RTLE).

- Respostas calóricas com VACL no valor para RTLD inferiores a 11°/s e RTLE inferiores a 11°/s podem indicar presença de disfunção vestibular bilateral (hipofunção/hiporreflexia), recomendando a necessidade de realizar irrigações com gelo e testes complementares como prova rotatória, VEMP ou vHIT.

Questões técnicas relacionadas com o operador (irrigação inadequada) ou fatores associados ao paciente (alerta mental ruim, piscada de olhos, traços ruidosos) precisam ser descartados antes de considerar o diagnóstico de hipofunção vestibular.

- As respostas calóricas de VACL superiores a 140°/s (seja RTLD ou RTLE) sugerem hiperatividade (hiper-reflexia) do sistema, que pode estar relacionada com as etiologias centrais. Este achado deve estar correlacionado com outras respostas anormais para patologia central. Deve-se também considerar o nível de ansiedade do paciente.

As fórmulas de Jongkees[10] são utilizadas para calcular as diferenças nas respostas do lado direito e esquerdo (predomínio labiríntico) e a diferença na direção do nistagmo (preponderância direcional):

- Predomínio labiríntico (PL) ou disfunção/fraqueza unilateral (UW):

$$RTLD-RTLE/RTLD + RTLE \times 100$$

Valores iguais ou superiores a 25% implicam em comprometimento do canal horizontal ou vias aferentes do lado que apresentou respostas baixas.

- Preponderância Direcional (PD): o cálculo é relacionado com a direção do nistagmo. A fórmula compara o valor da VACL dos nistagmos com direção esquerda (estimulação quente à esquerda e fria à direita) comparados com o valor total da VACL dos nistagmos com direção à direita (estimulação quente à direita e fria à esquerda). Valor total do nistagmo batendo à direita (resposta total do nistagmo para direita – RTND) comparado com o valor total da VACL dos nistagmos batendo à esquerda (resposta total do nistagmo à esquerda).

$$RTND-RTLE/RTLD + RTNE \times 100$$

Valores iguais ou superiores a 30% na preponderância direcional podem resultar de causas periféricas ou centrais[9] (Tabela 5-2, Figs. 5-15 e 5-16).

> As fórmulas de Jongkes só podem ser usadas se as duas orelhas forem anatomicamente iguais. Caso contrário, deve-se apenas notificar se o sistema periférico responde ou não à estimulação térmica de cada lado.

Tabela 5-2. Valores de Normalidade para Respostas Calóricas

Parâmetro	Legenda	Valor de normalidade
Predomínio labiríntico	PL	< 25%
Predomínio direcional	PD	< 30%
Supressão do nistagmo com fixação visual (índice de fixação)	IF	< 50%
Hiporreflexia	Resposta total de cada lado < 11°/s	–
Hiper-reflexia	Resposta total de cada lado > 140°/s	–

Nota: Limites de normalidade de acordo com Jacobson & Shepard, 2015.[11]

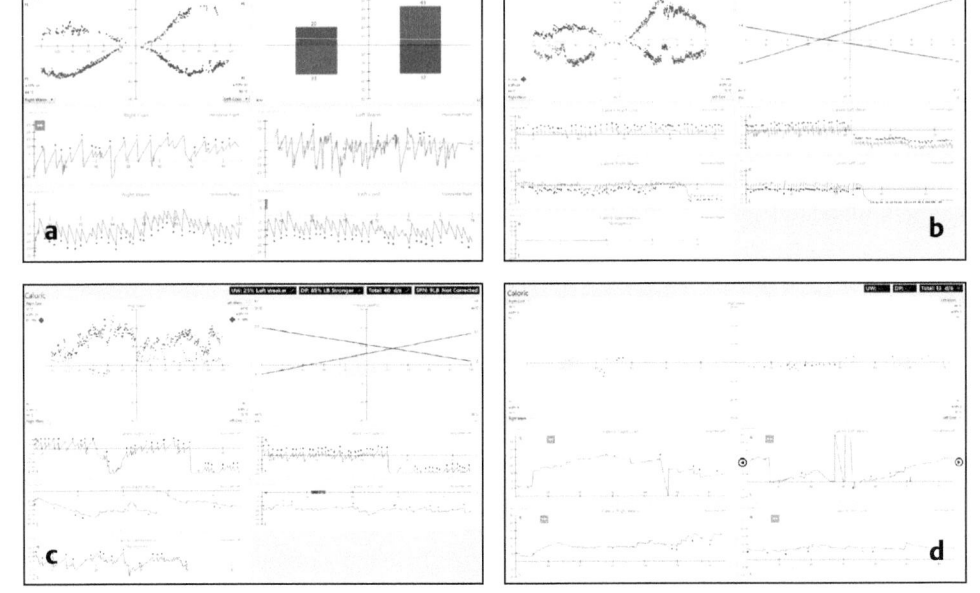

Fig. 5-15. Resultado da prova calórica. (**a**) Normal. (**b**) Fraqueza/disfunção vestibular unilateral. (**c**) Preponderância direcional. (**d**) Fraqueza/disfunção vestibular bilateral. (Cortesia: Interacoustics.)

A supressão do nistagmo com fixação visual (FI) é a medida da eficiência da fixação ocular, na supressão do nistagmo evocado pela estimulação térmica. É calculado pela relação da velocidade máxima da fase lenta do nistagmo com olhos abertos com fixação ocular com a velocidade máxima da fase lenta do nistagmo sem fixação ocular (na ENG), ou ainda calculado pela relação da velocidade máxima da fase lenta do nistagmo com fixação ocular do alvo luminoso com a velocidade máxima da fase lenta do nistagmo sem fixação ocular (na VNG). A supressão do nistagmo por fixação visual, permite a todos os indivíduos normais, aos pacientes com lesões vestibulares periféricas e mesmo a alguns com lesões centrais, a supressão do nistagmo evocado pela estimulação térmica. No entanto, sua falência ocorre em alguns pacientes com lesões do sistema nervoso central, nesse caso, a intensidade do nistagmo com olhos abertos e quando se permite a fixação ocular, pode quase igualar, mesmo igualar, ou exceder a aquela intensidade do nistagmo quando não se permite a fixação ocular.

Prova Calórica Monotermal

Adams *et al.*[12] sugerem que a prova calórica monotermal seja utilizada como recurso para triagem. Neste caso, a irrigação quente pode ser elegida para triagem e o paciente deve possuir as seguintes condições para aplicar essa abordagem:

1) As respostas de pico de VACL devem ser iguais ou superiores a 15°/s.
2) Diferença menor que 15% (predomínio labiríntico ou fraqueza unilateral entre os labirintos) com base nas irrigações quentes.
3) Ausência de nistagmo espontâneo/posicional ou achados oculomotores anormais observados.

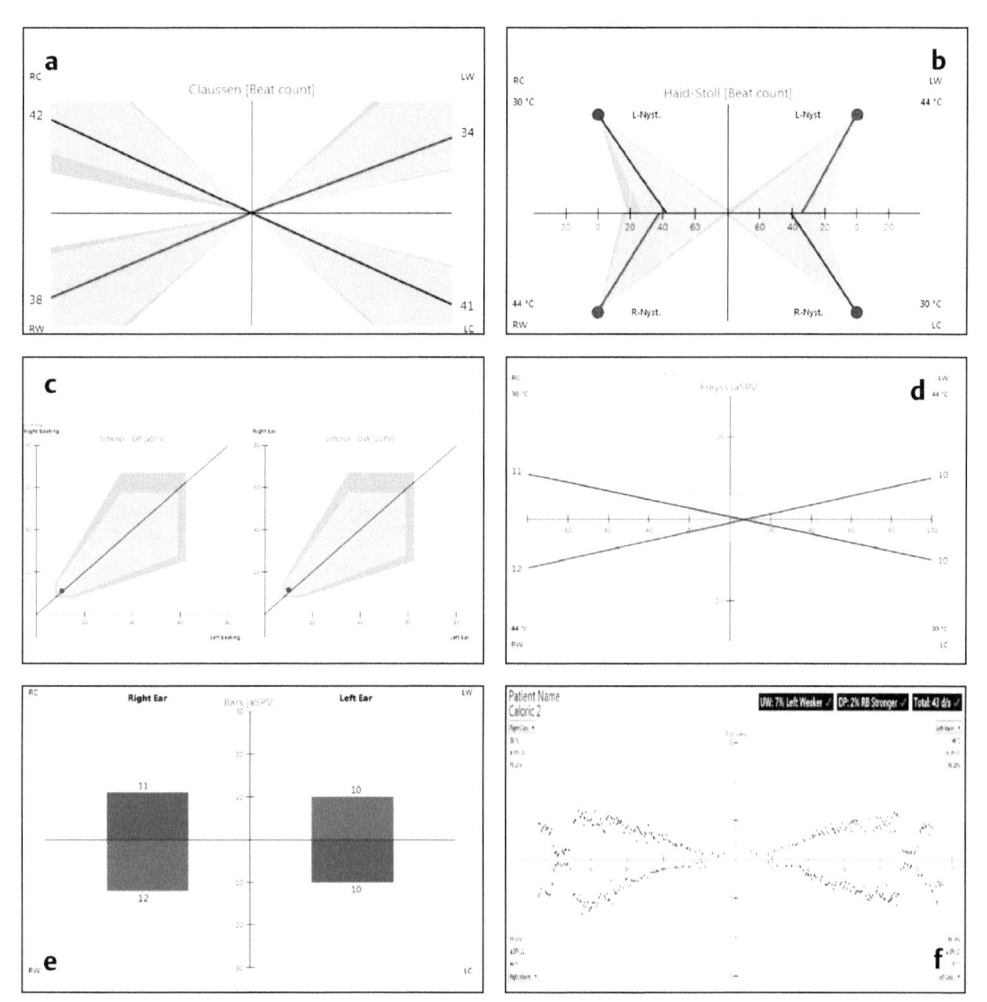

Fig. 5-16. Distintas representações das respostas calóricas. (**a**) Diagrama de Claussen (fornece informações sobre a frequência das batidas de nistagmo durante as fases culminantes de cada irrigação). (**b**) Traçado de Haid-Stoll (representa a frequência das batidas de nistagmo com quadrantes que representam as quatro irrigações calóricas). (**c**) Diagrama de Scherer (consiste em duas partes: preponderância direcional e fraqueza unilateral). (**d**) Diagrama de Freyss (representa, graficamente, as velocidades médias da VACL durante a fase culminante de cada irrigação). (**e**) Gráfico de barras (representa as VACL durante a fase culminante de cada irrigação). (**f**) Diagramas de vagens e forma de onda do teste calórico (divide-se em quatro quadrantes, cada um representando dados de uma irrigação calórica). (Cortesia: Interacoustics.)

Considerações Sobre Membranas Timpânicas (MT) Perfuradas

Irrigações com estímulo a ar são recomendadas em casos de sujeitos com perfuração da membrana timpânica (MT); no entanto, Barin[9] desaconselha a realização de irrigações quentes em decorrência da possibilidade de surgir o nistagmo paroxístico (ou seja, a resposta terá direção contrária à esperada por conta do resfriamento do ar na orelha média). Orienta-se que a estimulação siga os seguintes procedimentos:

1. Irrigação por ar frio padrão no ouvido com a MT intacta.
2. Ar frio no ouvido com a MT perfurada; no entanto, a irrigação deve ser interrompida se o nistagmo aparecer nos primeiros 10 a 15 segundos para reduzir a reação dos sintomas neurovegetativos exacerbados.

Os cálculos de predomínio labiríntico e preponderância direcional não devem ser realizados. Somente a observação da presença de nistagmo pós-estimulação deve ser registrada.[9]

Irrigação com Água Gelada

Quando VACL da RTLD ou RTLE são inferiores a 6°/s,[9] o examinador deve realizar estimulações com água gelada (desde que as membranas timpânicas estejam intactas) para diferenciar entre respostas fracas verdadeiras *versus* possíveis fatores técnicos ou associados ao paciente.

Para realizar estas irrigações com gelo, misture água com gelo em um copo e deixe descansar por alguns minutos. A cabeça do paciente deve ser afastada e a orelha testada com 2 mL (volume médio do canal auditivo) de estímulo.[9] Após 20 segundos, a água gelada no canal auditivo deve ser retirada e pode ser utilizada uma toalha ou bacia durante o retorno da cabeça na posição central. A tarefa mental é então iniciada. Como em qualquer outra irrigação calórica, o teste é realizado com a fixação visual removida.

Interpretação de Irrigações Calóricas em Água Gelada

- Resposta exacerbada após estimulação utilizando água gelada (ou seja, VACL superior a 15°/s), significa função normal do canal horizontal de baixa frequência/via aferente.[6]
- Resposta fraca após estimulação utilizando água gelada se deve à perda severa da resposta labiríntica a movimentos de baixa frequência (canal horizontal/via aferente).
- Sem resposta após estimulação utilizando água gelada, refere-se à perda total da função em baixa frequência do canal horizontal/via aferente.

> Como as irrigações com água gelada produzem apenas respostas inibitórias do nistagmo, a interpretação adequada da função residual unilateral é comprometida quando há nistagmo fixo de direção preexistente (por exemplo, espontâneo/posicional). A solução é colocar o paciente em posição prona para reverter a direção do nistagmo, esclarecendo assim a presença ou ausência de resposta calórica no ouvido com perda de função.

Supressão de Fixação de Respostas Calóricas

O teste de supressão da fixação é outro meio para verificar se há lesões centrais. Durante o teste, a fixação visual (alvo visual) é aplicada por 10 a 15 segundos imediatamente após o pico da VACL para verificar presença ou não de falha na fixação da supressão do nistagmo vestibular. O índice de fixação (IF) é calculado para quantificar a porcentagem (%) de nistagmo antes e após a fixação.

- IF = 0%: supressão completa do nistagmo.
- IF% > 50%: falha clinicamente significativa da supressão da fixação[1,13] (Fig. 5-17).

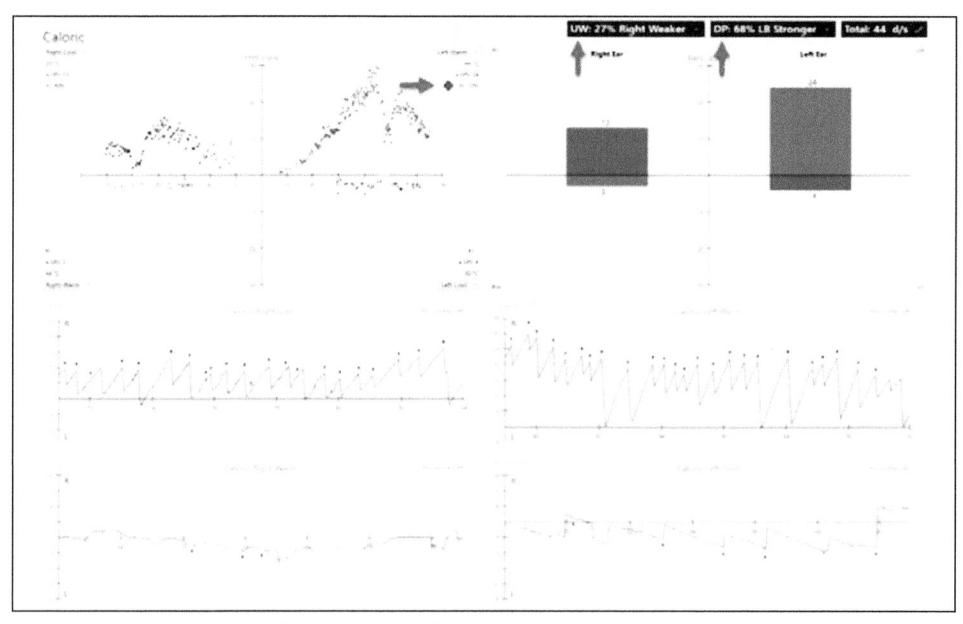

Fig. 5-17. Registro da supressão do nistagmo. (Cortesia: Interacoustics.)

CONSIDERAÇÕES FINAIS

Tanto a ENG como a VNG são procedimentos valiosos na avaliação de pacientes com tontura. A literatura salienta que a ENG e a VNG são úteis no diagnóstico dos distúrbios do equilíbrio corporal, pois são capazes de confirmar a existência de anormalidades da função vestibular periférica ou central e definir o lado da lesão. Os resultados da ENG e da VNG complementam a história clínica, a avaliação otorrinolaringológica e outros eventuais exames em pacientes com vertigem, outros tipos de tontura e/ou desequilíbrio. A utilidade da gravação dos movimentos oculares é altamente dependente do nível de conhecimento e treinamento técnico de quem realiza e interpreta o teste. A literatura aponta que a VNG é um método com avanços tecnológicos e vantagens em relação à ENG, mas também salienta que a ENG continua sendo um procedimento de valor semiológico, inclusive nas situações que impedem o uso da VNG. Dadas as limitações da prova calórica e a introdução de novos testes vestibulares, como potenciais miogênicos evocados vestibulares (VEMP), teste de impulso da cabeça de vídeo (vHIT), alguns têm defendido o abandono da prova calórica como rotina à parte da avaliação para pacientes com tontura. No entanto, é importante reconhecer que, apesar das limitações, a prova calórica resistiu à prova do tempo e foi o teste mais útil do labirinto e seus caminhos aferentes. Isto é especialmente verdade para identificar anormalidades vestibulares unilaterais.

REFERÊNCIAS BIBLIOGRÁFICAS

1. McCaslin DL. Electronystagmography and videonystagmography. San Diego, CA: Plural; 2013.
2. Shepard NT, Goulson AM, McPherson JH. Clinical utility and interpretation of whole-body rotation. In: Jacobson GP, Shepard NT. (Eds.) Balance function assessment and management. San Diego, CA: Plural; 2016. pp. 365-90.

3. Shepard NT, Schubert MC, Eggers SDZ. Eye movement recording and ocular motility testing. In: Jacobson GP, Shepard NT, Barin K, Burkard RF, Janky K, McCaslin DL. (Eds.) Balance function assessment and management. 3rd ed. San Diego, CA: Plural Publishing; 2021. pp. 189-224.
4. McCaslin DL, Burkard RF, Shepard NT. A balancing act: the medicare audiologist access and services act of 2019 and the treatment of dizzy patients. J Am Acad Audiol. 2020;31(3):174-5.
5. Leigh JR, Zee DS. The neurology of eye movements (contemporary neurology series). 5th ed. Oxford, United Kingdom: Oxford University Press; 2015.
6. Shepard NT, Telian SA. Practical management of the balanced disordered patient. San Diego, CA: Singular; 1996.
7. British Society of Audiology (BSA). Recommended procedure: The caloric test. 2010. Retrieved from: https://www.thebsa.org.uk/wp-content/uploads/2014/04/Recommended-procedure-for-the-Caloric-test.pdf
8. Skipper C, Knight R, Cane D. Nystagmus duration after caloric irrigations. Int J Audiol. 2020;59(5):333-40.
9. Barin K. Caloric testing. In: Jacobson GP, Shepard NT, Barin K, Burkard RF, Janky K, McCaslin DL. (Eds.) Balance function assessment and management. 3rd ed. San Diego, CA: Plural Publishing; 2021. pp. 257-82.
10. Jongkee LB, Maas J, Philipszoon A. Clinical nystagmography: a detailed study of electronystagmography in 341 patients with vertigo. Pract Otorhinolaryngol. 1962;24:65-93.
11. Jacobson GP, Shepard NT. Balance functional assessment and management. 2nd ed. San Diego, CA: Plural Publishing, 2015.
12. Adams ME, Telian SA, Kane RL, Butler M. Monothermal caloric screening test accuracy: a systematic review. Otolaryngol Head Neck Surg. 2016;154(6):982-96.
13. Ruckenstein MJ, Davis S. Rapid interpretation of balance function tests. San Diego, CA: Plural; 2015.

PROVAS ROTATÓRIAS

INTRODUÇÃO

Os canais semicirculares são responsáveis pela percepção de movimentos de rotação e aceleração angular. Esta propriedade pode ser avaliada por meio de testes realizados pela cadeira rotatória, denominadas provas rotatórias. É essencial que as provas sejam realizadas em um ambiente escuro para extinguir a possibilidade de supressão visual, uma vez que esta pode reduzir a resposta do RVO. O teste geralmente é realizado dentro de uma cabine à prova de luz com óculos de vídeo infravermelho (VNG) ou eletrodos (ENG). Novos sistemas permitem realizar as provas fora de uma cabine com óculos de VNG que possuem uma tampa que possibilita suprimir a visão do paciente, mantendo-o no escuro, evitando assim a fixação visual (Fig. 6-1).

PROVAS ROTATÓRIAS

As provas rotatórias permitem uma estimulação natural e reproduzível em múltiplas frequências do reflexo vestíbulo-ocular (RVO).[1] Especificamente, é um teste considerado como estimulação de frequência baixa à média do RVO angular. As provas rotatórias são realizadas em escuridão total permitindo registro do RVO e quantificando os valores da

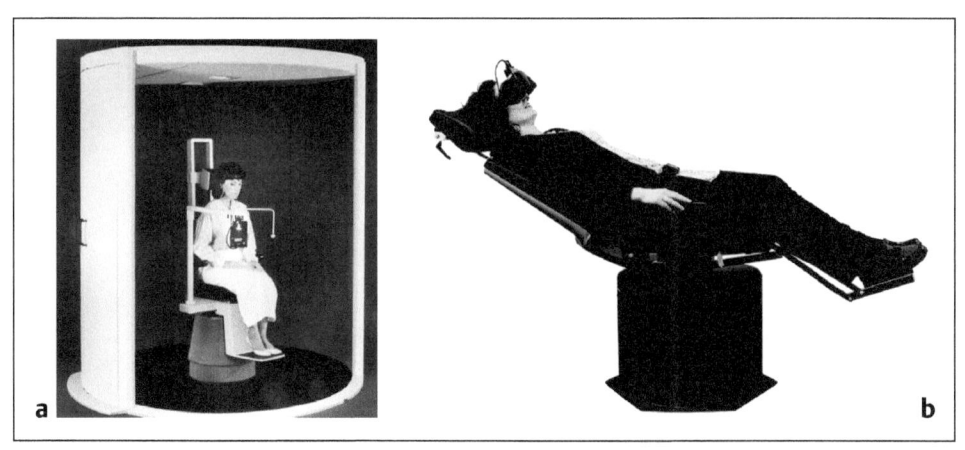

Fig. 6-1. (**a**) Modelo de cadeira rotatória com cabine à prova de luz. (**b**) Cadeira rotatória com VNG. (Cortesia: Interacoustics.)

velocidade angular da componente lenta (VACL). Existem dois procedimentos clínicos principais realizados durante o teste da cadeira rotatória: a aceleração harmônica sinusoidal (AHS) e o teste da velocidade em etapas (TVE) (*Step Velocity Test*).

A AHS é uma prova rotatória que avalia a resposta do RVO em diferentes frequências (geralmente 0,01-0,64 Hz), em velocidades entre 50-60°/s. O objetivo do teste é comparar o pico da VACL com a velocidade da cabeça durante os movimentos sinusoidais da cadeira permitindo quantificar: o ganho, a fase e a simetria da resposta (Fig. 6-2).

O TVE quantifica a taxa de declínio do nistagmo após a aceleração e desaceleração angulares. O objetivo do teste é estimar a constante de tempo do sistema e o ganho da resposta do RVO (Fig. 6-3).

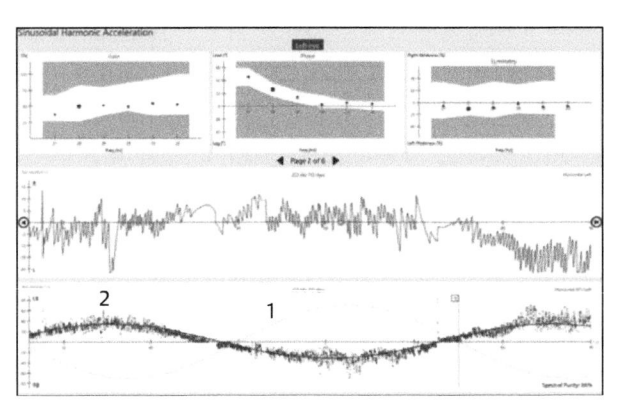

Fig. 6-2. Registro da prova rotatória de aceleração harmônica sinusoidal (AHS) e cálculos para parâmetros de ganho, fase e simetria. *1.* onda sinusoidal sólida representa o movimento da cabeça/cadeira e *2.* onda sinusoidal representa o movimento ocular. As variáveis analisadas são: ganho, fase e simetria. (Cortesia: Interacoustics.) – (Ver Prancha em Cores.)

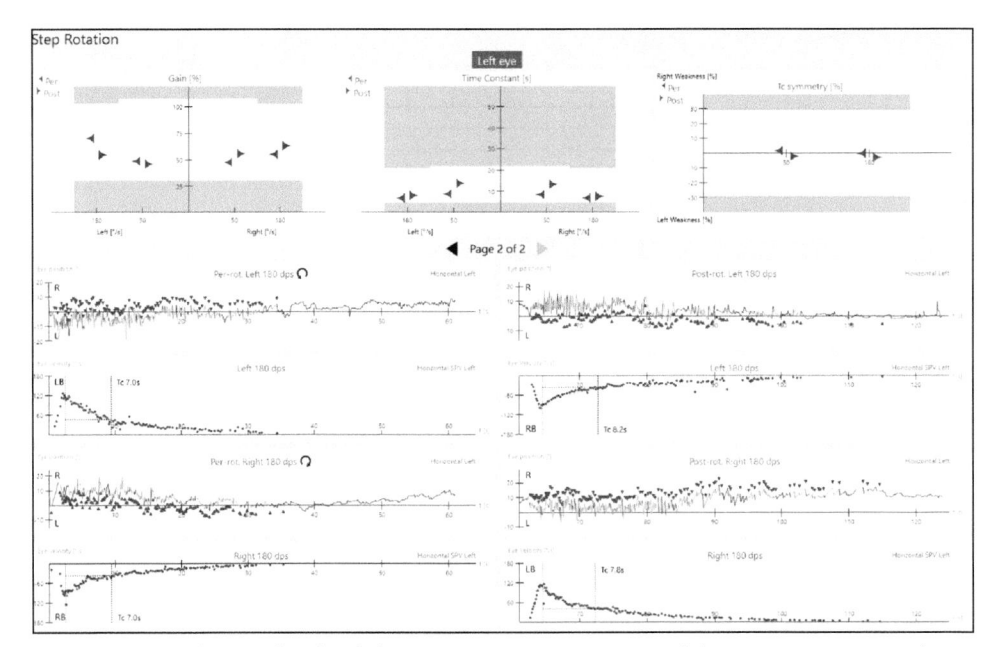

Fig. 6-3. Registro do teste da velocidade em etapas com resposta normal. (Cortesia: Interacoustics.)

Ambos os testes são considerados rotações passivas, uma vez que o corpo inteiro do paciente gira em torno de um eixo vertical.[1] Os sistemas modernos de cadeiras rotacionais também permitem testes utilizando centrífugas.[2,3]

CONSIDERAÇÕES CLÍNICAS SOBRE TESTES DE CADEIRA ROTATÓRIA

O uso primário das provas de cadeira rotatória é quantificar a ausência de função do sistema vestibular periférico, bilateralmente; no entanto, a utilização para meios secundários, como o monitoramento da compensação central; a confirmação dos achados vestibulares inconclusivos; e a correlação adicional dos achados centrais (por exemplo, falha na supressão de nistagmo por fixação visual), também são recomendados.[4,5] A prova rotatória também pode ser utilizada em pacientes que não concluem determinadas etapas do teste vestibular (como por exemplo, a prova calórica) em razão de fatores como: malformação da orelha externa ou alteração cirúrgica; perfuração da membrana timpânica/utilização de tubos de ventilação, além de ser indicada em pacientes pediátricos.

PREPARAÇÃO DO PACIENTE PARA A PROVA DA CADEIRA ROTATÓRIA

As etapas a seguir são recomendadas para preparação do paciente:

1. Remoção da maquiagem dos olhos antes do teste.
2. O paciente deve ser orientado a permanecer totalmente ereto na cadeira.
3. Se for realizado por meio de eletrodos, certifique-se que os eletrodos foram colocados corretamente e que a pele foi limpa adequadamente para adquirir baixa impedância entre eles. No caso da VNG, coloque os óculos no paciente e ajuste as câmeras para focar as pupilas. Certifique-se de que os olhos estejam centralizados horizontalmente e que o equipamento esteja adequado para rastrear a pupila de modo adequado. Não é indicada a utilização de óculos de grau durante o teste, mas não há contraindicação para utilização de lentes de contato.
4. A cabeça do paciente deve estar inclinada 30° para baixo (plano de rotação dos canais semicirculares horizontais/laterais) e fixada à cadeira para evitar realização de movimentos cefálicos indesejados durante o teste.
5. Medidas de segurança incluindo o uso de cintos e correias de segurança no ombro e tornozelo são essenciais para a realização de testes em alta velocidade.
6. A cadeira deve estar destravada uma vez que o paciente se encontrar corretamente posicionado e seguro.
7. Antes de iniciar o teste, verifique se o paciente está realmente em escuridão total.
8. Instrua o paciente sobre o procedimento de calibração (tarefa de sacada). Se os valores forem anormais, pode ser necessário instruir novamente e repetir a calibração. Selecione a calibração padrão se o paciente não conseguir concluir a tarefa.

> Se o paciente estiver sendo avaliado dentro de uma cabine, apague as luzes antes de iniciar o teste e verifique se o sistema de intercomunicação está em um nível confortável para o paciente ouvir o examinador, e vice-versa. Se o paciente for avaliado em ambiente aberto, verifique se a tampa dos óculos está colocada corretamente e se a área ao redor da cadeira rotatória está desobstruída.

PREPARAÇÃO DO OPERADOR

O examinador deverá estar posicionado em uma estação de trabalho adjacente à cadeira rotatória. A estação de trabalho pode incluir a necessidade de um interfone para se comunicar com o paciente dentro da cabine à prova de luz (Fig. 6-1); além de um sistema computadorizado para executar as provas e monitorar o paciente durante o teste. O examinador deve orientar ao paciente que seus movimentos oculares serão registrados enquanto a cadeira se movimenta. É importante informar que todo o teste será realizado no escuro, havendo necessidade de manter os olhos bem abertos durante a avaliação para registro preciso dos movimentos oculares.

> É importante recordar a lei de Alexander durante a realização do teste (ou seja, se a linha de olhar do paciente estiver à direita, o nistagmo que bate à direita será aprimorado durante o teste e isso pode distorcer os resultados). A linha de olhar do paciente deve estar na posição central (paciente olhando para a frente).

Além disso, é necessário orientar o paciente para a necessidade de realização de tarefas mentais durante o procedimento a fim de evitar inibição da resposta, sendo essencial para registro de qualidade das respostas. A tarefa de alerta deve ser contínua. Por fim, o paciente é informado de que intervalos entre as provas serão efetivados conforme necessário.

ACELERAÇÃO HARMÔNICA SINUSOIDAL (AHS)

Durante o teste de AHS, a cadeira se move em um padrão sinusoidal e seu movimento é menor à medida que a frequência do teste aumenta. Assim, o tempo de teste é maior para frequências mais baixas (por exemplo, 0,01 Hz) em comparação com frequências mais altas (0,64 Hz). Para rotações na faixa de frequências baixa a média, sugere-se a utilização de um protocolo de tempo para monitorar a resposta do RVO: (frequências de 0,08, 0,32 e, em seguida, 0,01 ou 0,02 Hz).

Goulson *et al.*[6] recomendam a execução de pelo menos 3 ciclos em 0,01 e 0,02 Hz; 4 ciclos em 0,04 Hz; 8 ciclos a 0,08-0,32 Hz e 10 ciclos a 0,64 Hz. Se os parâmetros de resultado de ganho, fase e simetria forem normais, não há necessidade de realizar todas as frequências disponíveis para AHS.; no entanto, se algum dos parâmetros de resultado for considerado anormal em qualquer uma dessas frequências, as seguintes recomendações se aplicam:

- Repita as frequências para confirmar os achados anormais.
- Verifique o nível de alerta/fadiga mental do paciente.
- Adicione frequências (0,04; 0,16; 0,64 Hz) para monitorar a resposta do RVO (Fig. 6-4).

> Recomenda-se realizar as baixas frequências (ou seja, 0,01 e 0,02 Hz) por último, pois essas são as que mais provocam sintomas neurodegenerativos.[6]

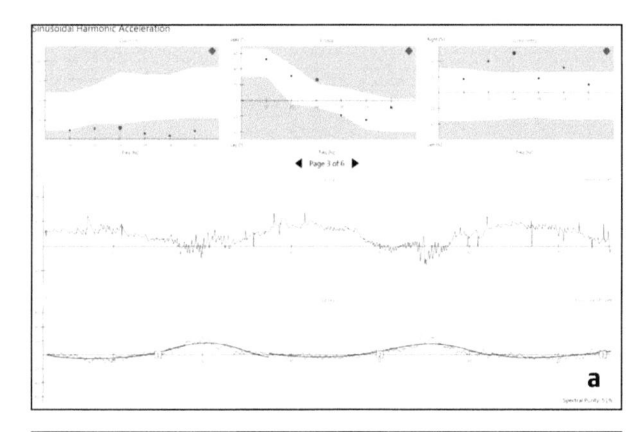

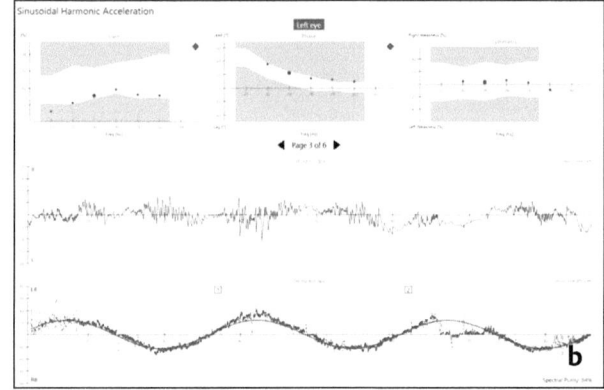

Fig. 6-4. Registro da prova rotatória de aceleração harmônica sinusoidal (AHS) com resposta alterada. (a) Perda vestibular bilateral. (b) Ganho e fase alterados. (Cortesia: Interacoustics.)

Ganho

Os valores de ganho referem-se à média das respostas com o movimento da cadeira para a direita e para a esquerda e fornecem uma indicação do funcionamento do sistema vestibular periférico. O ganho é calculado dividindo-se a VACL máxima pela velocidade cefálica máxima.

Quando a velocidade dos olhos é completamente compensatória à velocidade da cabeça, o valor do ganho é 1 (o que é observado durante os movimentos naturais da cabeça (0,5-5 Hz).[7] Entretanto, a disfunção vestibular periférica diminui a resposta do RVO, com os valores de ganho fora dos limites de normalidade. Valores de ganho anormais na presença de resultados normais da fase sugerem a supressão da resposta do RVO em virtude de fatores relacionados com o paciente como, por exemplo: falta de alerta mental, nível de fadiga e/ou fatores ambientais (presença de fixação visual).[6]

> Valores de ganho anormais (maiores que o esperado) podem implicar em disfunção central (lesão cerebelar). Os achados devem ser clinicamente correlacionados com outros testes, como avaliação dos movimentos oculomotores, prova calórica entre outros testes.[6] Pesquisas também demonstram correlação entre migrânea e valores de ganho aumentados.[3]

Fase
A fase quantifica a diferença de tempo entre a velocidade dos olhos (VACL) e a velocidade da cabeça.[4,6] Por exemplo, quando a VACL é completamente compensatória à velocidade máxima da cabeça, o ângulo da fase é 0 (zero) grau, o que é análogo a um ganho de 1. Na disfunção vestibular periférica há um aumento dessa diferença de tempo, com valores de fase fora da faixa de normalidade.

Simetria
Simetria é a porcentagem de resposta da VACL para a direita comparada com a esquerda, em cada frequência de teste. A porcentagem de assimetria reflete alteração no sistema, semelhante ao cálculo da preponderância direcional na prova calórica.[6] Uma porcentagem próxima de zero implica valores normais (simétricos) de VACL para a direita e para a esquerda. Desde que não haja indicações de patologia central, a direção da assimetria pode fornecer informações sobre o local da lesão para disfunção do sistema vestibular periférico.[6] Por exemplo, uma assimetria pode indicar uma disfunção unilateral do sistema vestibular periférico direito.

Pureza Espectral
Alguns equipamentos fornecem a medida da pureza espectral. Esta variável está relacionada com a qualidade do resultado obtido. Simplificando, valores de pureza espectral próximos a 100% sugerem dados sem interferências, permitindo a interpretação adequada dos parâmetros de ganho, fase e simetria (Fig. 6-5).[6]

TESTE DA VELOCIDADE EM ETAPAS (*STEP VELOCITY TEST*)
Os principais parâmetros avaliados nesta prova são a constante de tempo e ganho. A constante de tempo está relacionada com o ângulo de fase. Durante este teste, a cadeira é acelerada até atingir um pico de velocidade seguido pela rotação com uma velocidade constante. Ao acelerar para a direita, por exemplo, a endolinfa nos canais horizontais direito e esquerdo se move no sentido anti-horário (esquerda), fazendo com que a cúpula direita se desvie em direção ao utrículo (resposta excitatória) e a cúpula esquerda se desvie do utrículo (resposta inibitória). Com a cadeira se movendo a uma velocidade constante, a inércia fará com que as cúpulas retornem à posição neutra. O tempo necessário para atingir

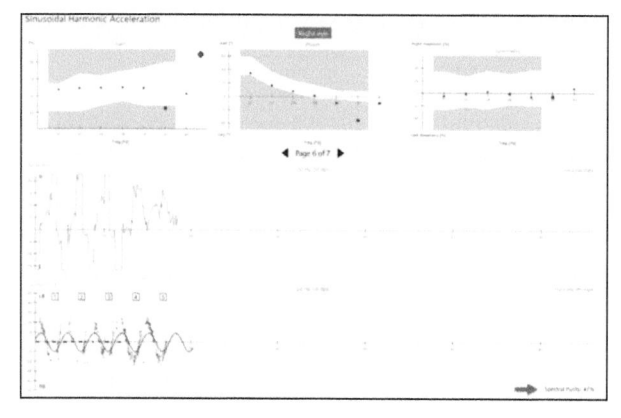

Fig. 6-5. Representação da pureza espectral. (Cortesia: Interacoustics.)

a posição neutra é denominado constante de tempo cupular (entre 6 a 10 segundos).[4] A rotação contínua ocorre por 45 a 60 segundos com registro dos movimentos oculares, seguida de uma desaceleração repentina a 100°/s com registro de movimentos oculares por mais 45 a 60 segundos.

Com velocidade constante após a aceleração ou desaceleração inicial, a intensidade da VACL diminui com o tempo. A redução da VACL é marcada a partir do pico da VACL, a 37% do valor inicial, em uma janela de 45 segundos. A principal vantagem é a rápida medição do ganho do RVO com a cadeira girando tanto no sentido horário quanto no sentido anti-horário.[8] A desvantagem do teste é por não ser considerado tão confortável para o paciente quanto o AHS (Fig. 6-6).

Assim, um total de quatro valores de constante de tempo é calculado para as etapas de aceleração e desaceleração para a direita (no sentido horário) e para as etapas de aceleração e desaceleração para a esquerda (no sentido anti-horário). Os valores geralmente estão na faixa de 10 a 30 segundos.[6]

- Valores de constantes de tempo reduzidos (< 10 segundos) sugerem possível envolvimento periférico, desde que não haja indicações centrais.[6]
- Valores de constantes de tempo reduzidos em um lado sugerem envolvimento unilateral e constantes de tempo reduzidos em ambas as direções sugerem envolvimento bilateral.

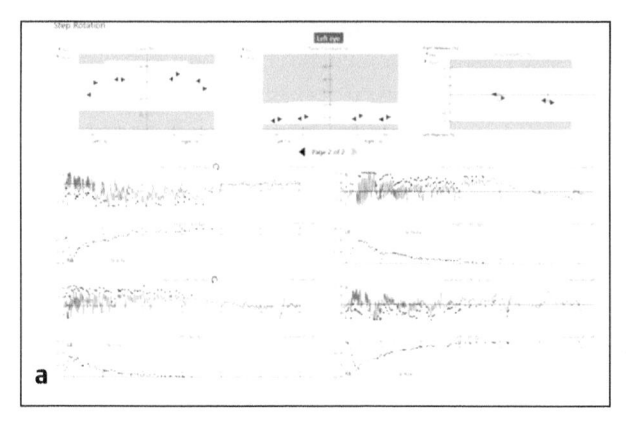

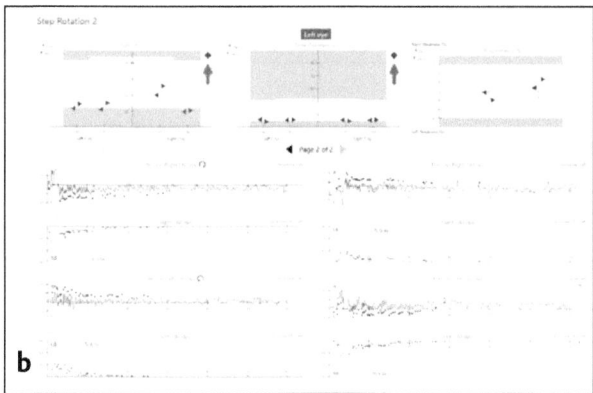

Fig. 6-6. Resultados do teste da velocidade em etapas (*step velocity*): (**a**) Normal e (**b**) alterado. (Cortesia: Interacoustics.)

- Valores constantes de tempo aumentadas (> 30 segundos) sugerem envolvimento do sistema nervoso central que requer maior pesquisa pelo clínico e correlação clínica com resultados de demais exames. Pacientes com migrânea podem apresentar valores constantes de tempo prolongados.[3]

O segundo resultado de interesse é o ganho do RVO (VACL máximo - pico da cabeça/velocidade da cadeira). Segundo Shepard *et al.*,[6] os valores normais de ganho do RVO são iguais ou superiores a 0,40; embora a faixa normativa deva basear-se em equipamentos e protocolos clínicos. Ocasionalmente, valores de ganhos assimétricos (> 30%) são observados nos casos de disfunção vestibular periférica unilateral aguda sem compensação vestibular. Os valores de ganho podem ser afetados por outros fatores, como por exemplo: fadiga, tarefas mentais e fixação visual.

> Algumas cadeiras rotatórias estão equipadas para testes de alta velocidade de pico (por exemplo, 240°/s), e o resultado do interesse é o ganho sozinho (não é possível estimar corretamente constantes de tempo do canal ocular em decorrência de velocidade da cadeira). Semelhante ao teste de impulso de cabeça, o teste de alta velocidade de pico é projetado para verificar a presença de função vestibular periférica assimétrica que pode não ser evidente durante o teste de etapa de baixa velocidade de pico (por exemplo, 60°/s).

SUPRESSÃO DO REFLEXO VESTÍBULO-OCULAR (RVO) POR FIXAÇÃO VISUAL

A supressão do RVO por fixação visual é a capacidade de abolir sua presença (semelhante à supressão pela fixação visual durante irrigações calóricas). Enquanto a cadeira gira na frequência da prova rotatória, o paciente é instruído a fixar seu olhar em um alvo visual. Respostas normais indicam capacidade adequada para suprimir o RVO. Respostas anormais mostram alto valor de ganho ou incapacidade de suprimi-lo, o que implica disfunção central (geralmente, cerebelar). A capacidade de abolir o RVO diminui com o avanço da idade (Fig. 6-7).

REALCE VISUAL-VESTIBULAR

A resposta do ganho de RVO é aumentada quando o estímulo de RVO (movimentos da cadeira senoidal) é combinado com um estímulo optocinético (por exemplo, listras).[1,4] Valores de ganho de RVO próximos de 1 implicam achados normais. A falha em melhorar a resposta de ganho do RVO sugere possível patologia dos sistemas envolvidos no RVO, da realização do nistagmo optocinético e/ou de rastreio e foi encontrada em pacientes com ataxia cerebelar e síndrome de arreflexia vestibular (CANVAS).[9]

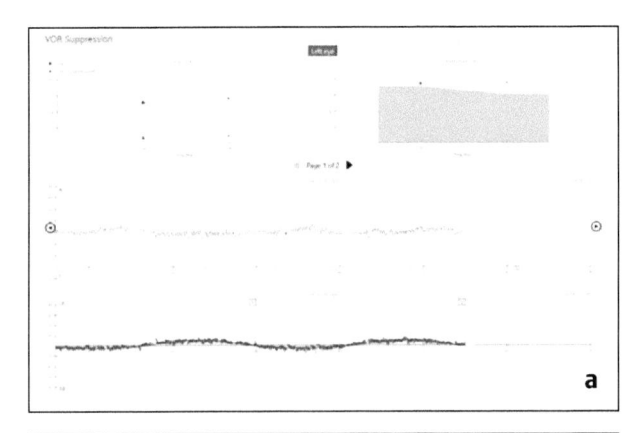

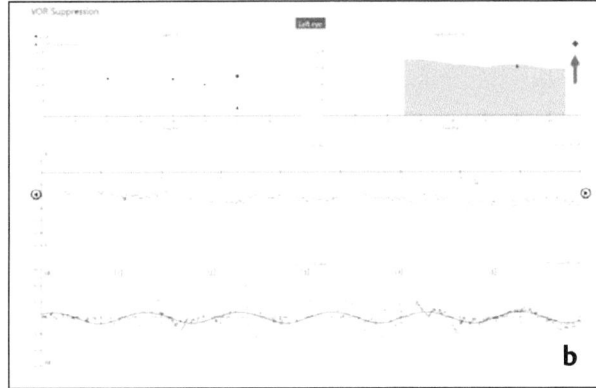

Fig. 6-7. Supressão da fixação do nistagmo. (**a**) Resultado normal. (**b**) Resultado anormal. (Cortesia: Interacoustics.)

CONSIDERAÇÕES FINAIS

Ao longo dos anos, a melhoria no controle dos motores de acionamento e o aumento significativo nas técnicas de registro de movimento ocular e análise em tempo real induziram a sistemas de cadeiras rotatórias com maior confiabilidade.

REFERÊNCIAS BIBLIOGRÁFICAS

1. Barin K. Rotational tests of vestibular function. Semin Hear. 2009;30(4):253-66.
2. Shepard NT, Goulson AM, McPherson JH. Clinical utility and interpretation of whole body rotation. In: Jacobson GP, Shepard NT. (Eds.) Balance function assessment and management. San Diego, CA: Plural; 2016. pp. 365-90.
3. Zalewski CK. Rotational vestibular assessment. San Diego, CA: Plural; 2018.
4. Shepard NT, Telian SA. Practical management of the balanced disordered patient. San Diego, CA: Singular; 1996.
5. Ruckenstein MJ, Davis S. Rapid interpretation of balance function tests. San Diego, CA: Plural; 2015.
6. Goulson AM, McPherson JH, Shepard NT. Background and introduction to whole-body rotational testing. In: Jacobson GP, Shepard NT. (Eds.) Balance function assessment and management. San Diego, CA: Plural; 2016. pp. 347-64.

7. Leigh JR, Zee DS. The neurology of eye movements (contemporary neurology series). 5th ed. Oxford, United Kingdom: Oxford University Press; 2015.
8. Baloh RW, Honrubia V. Clinical neurophysiology of the vestibular system, 2nd ed. Philadelphia: FA Davis; 1990. pp. 1-301.
9. Szmulewicz DJ, Waterston JA, Halmagyi GM, Mossman S, Chancellor AM, McLean CA, et al. Sensory neuropathy as part of the cerebellar ataxia neuropathy vestibular areflexia syndrome. Neurology. 2011;76(22):1903-10.

CAPÍTULO 7
TESTE DE IMPULSO CEFÁLICO COM VÍDEO (vHIT)

INTRODUÇÃO

O teste de impulso cefálico com vídeo (*video head impulse test* – vHIT) foi introduzido pela primeira vez em 1988, como uma medida objetiva da paresia do canal semicircular.[1] O teste avalia o reflexo vestíbulo-ocular angular (RVO) de todos os seis canais semiculares (horizontal, anterior e posterior). É considerada uma excelente ferramenta por permitir a avaliação de movimentos cefálicos em alta aceleração (acima de 2.000-4.000°/s), não permitindo contribuições do sistema oculomotor.[2] É importante recordar que a prova calórica produz respostas labirínticas de baixa frequência, enquanto o vHIT produz resposta de alta frequência cobrindo a faixa natural e ativa do RVO (Fig. 7-1).

O RVO é responsável pela estabilização da imagem visual na fóvea durante os movimentos cefálicos, criando movimentos oculares iguais e opostos aos movimentos da cabeça, conforme descrito no Capítulo 1. Quando o RVO está intacto, o ganho, ou seja, o valor

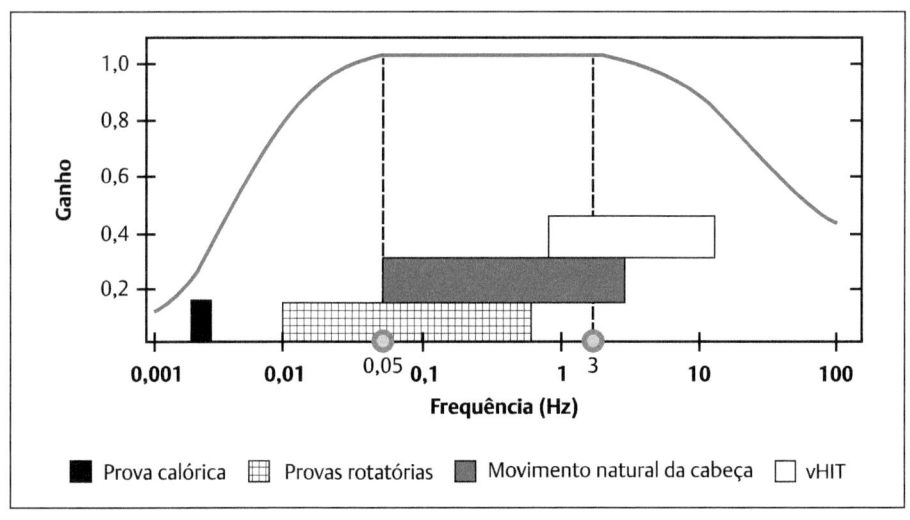

Fig. 7-1. Representação da frequência da resposta vestibular em movimento natural da cabeça em comparação com os diferentes testes na avaliação do paciente com tontura.

da velocidade ocular dividida pelo valor da velocidade da cabeça é próximo de 1. O ganho geralmente é calculado entre pontos de 60 milissegundos após o início da conversão da cabeça até o ponto de zero.[3,4] Se o RVO estiver comprometido, a entrada neural responsável pela produção de movimentos oculares compensatórios não será mais proporcional à velocidade da cabeça, resultando em diminuição do ganho do RVO (valor inferior a 1). Assim, observam-se sacadas corretivas com o objetivo de reposicionar os olhos novamente fixados no alvo de interesse. Durante o vHIT, o paciente utiliza óculos que possuem um acelerômetro para medir a velocidade da cabeça e uma câmera infravermelha de alta velocidade para capturar os movimentos dos olhos (Fig. 7-2).

Com movimentos rápidos e imprevisíveis da cabeça (impulsos), o equipamento exibe uma curva de movimento da cabeça na direção do impulso da mesma e exibe, simultaneamente, da câmera, uma curva de movimento dos olhos (localização da pupila). O traçado do movimento ocular deve parecer igual em amplitude e velocidade, mas na direção oposta ao traçado da cabeça (Fig. 7-3).

Calcula-se o ganho pela razão da área sob a curva de velocidade ocular comparada à área sob a curva de velocidade da cabeça ou medindo o ganho instantâneo da velocidade dos olhos/velocidade da cabeça (proporção de 1: 1 em indivíduos saudáveis), dependendo do equipamento.[5,6]

Nos casos de disfunção vestibular, verifica-se uma redução no ganho de RVO (ou seja, o movimento ocular é mais lento em amplitude e velocidade comparado ao movimento cefálico) e verifica-se a presença de sacadas corretivas (Fig. 7-4). O ganho inferior a 1 será encontrado no(s) lado(s) com a função RVO prejudicada (Fig. 7-4a). No teste de impulso cefálico, há dois tipos de sacadas corretivas:[7]

- *Overt*: uma sacada corretiva voluntária que é gerada após a cabeça parar de se mover.
- *Covert*: sacada corretiva "coberta" involuntária gerada durante o impulso da cabeça (enquanto a cabeça ainda está em movimento).

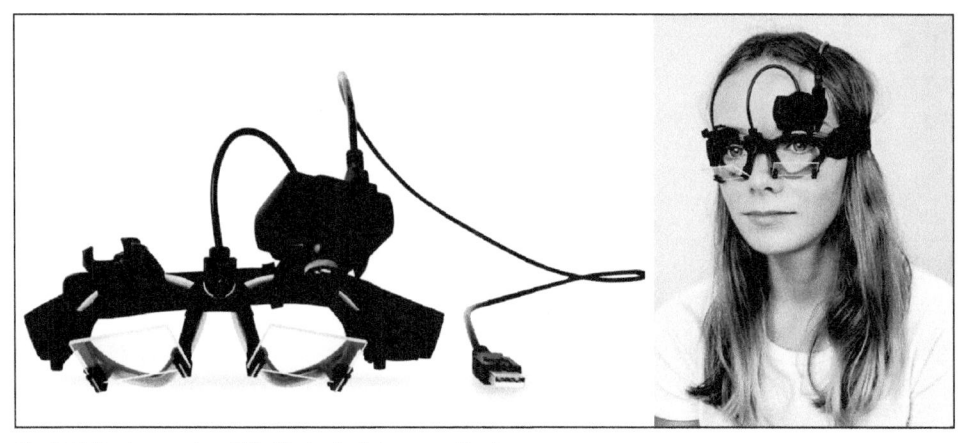

Fig. 7-2. Equipamento vHIT. (Cortesia: Interacoustics.)

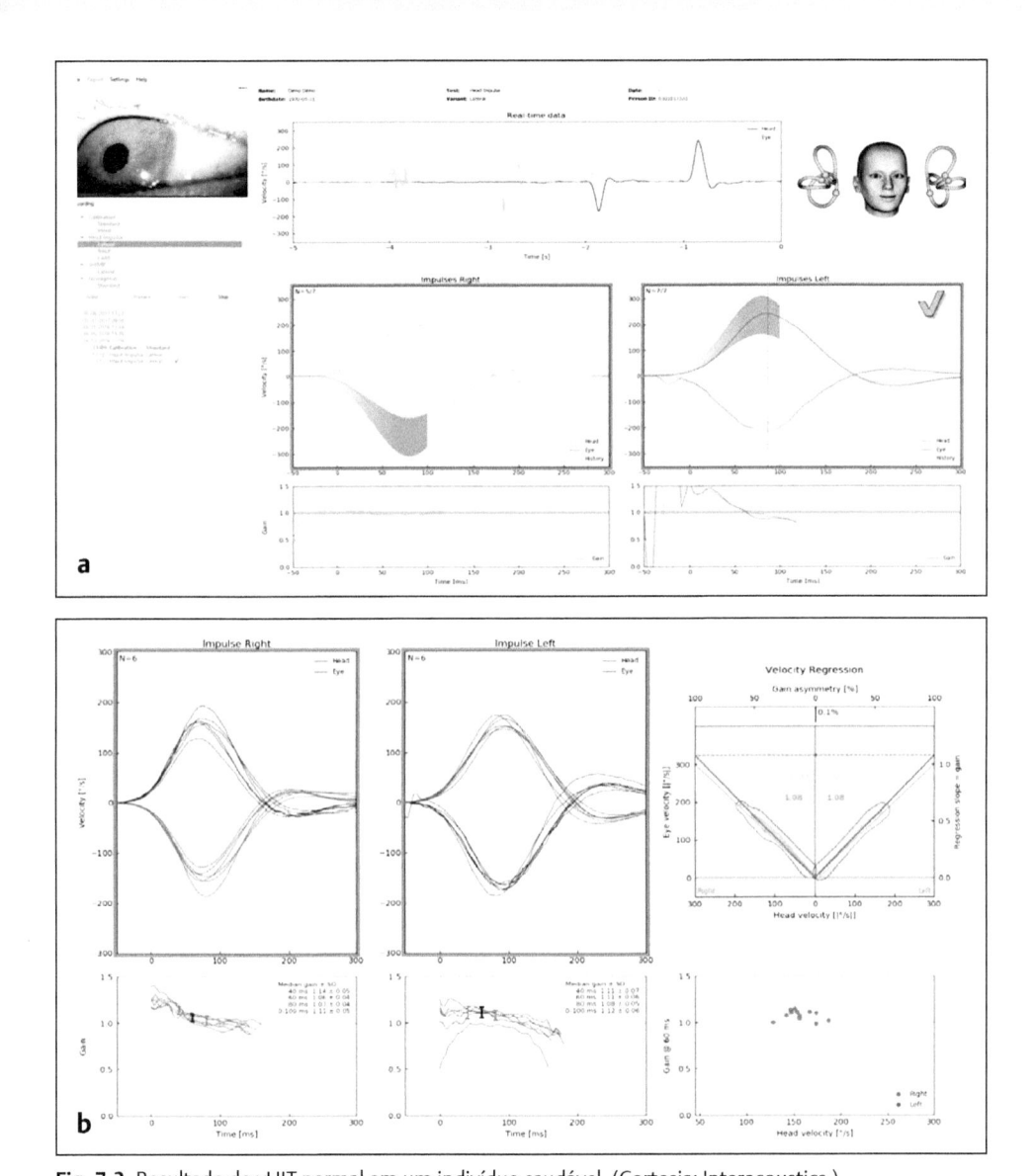

Fig. 7-3. Resultado de vHIT normal em um indivíduo saudável. (Cortesia: Interacoustics.)

Fig. 7-4. Resultados do vHIT: (**a**) Perda vestibular bilateral, presença de diversas sacadas (*overt* e *covert*). (**b**) Perda auditiva bilateral e migrânea (*overt* sacadas). (**c**) Perda unilateral da função vestibular (*covert* sacadas à esquerda). (Cortesia: Interacoustics.)

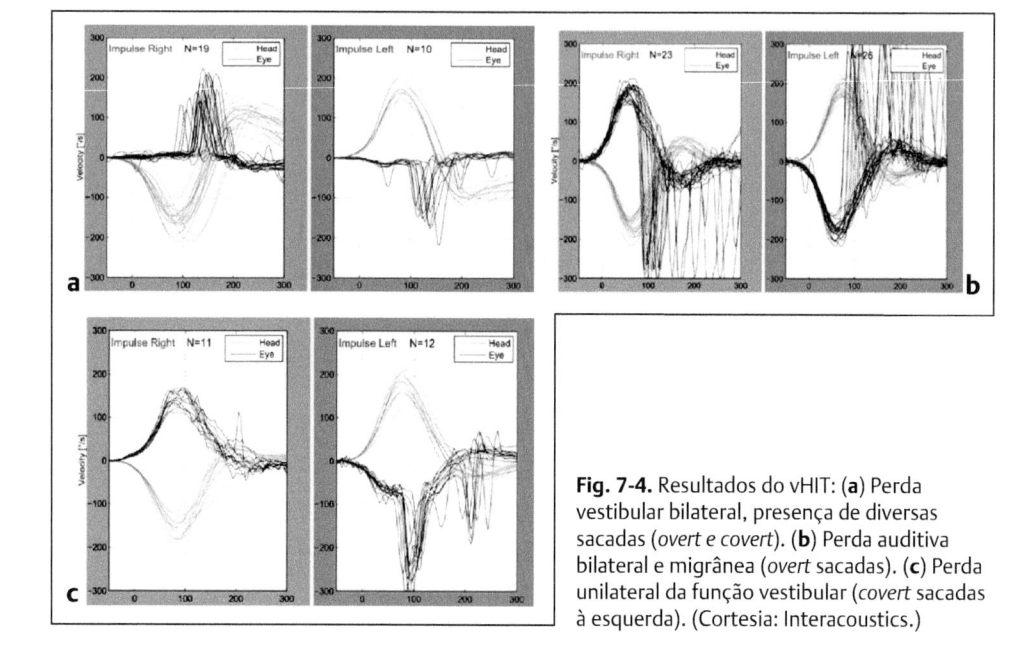

EXECUTANDO vHIT – PREPARAÇÃO DO PACIENTE

Neste teste não há interferência do sistema visual, assim, o vHIT pode ser realizado em uma sala bem iluminada, sem a necessidade de um ambiente escuro, pois não há iminência de o sistema visual reduzir a resposta do RVO.[5] Esta situação não se aplica a outros testes, como a prova calórica (Capítulo 5).

São recomendadas as etapas a seguir para a execução do vHIT:

1. Não utilizar maquiagem ao redor dos olhos ou, caso presente, remover antes da realização do teste.
2. O paciente deve permanecer sentado em uma cadeira confortável e estável posicionada a uma distância de 1 a 1,5 metros do alvo visual (que possui, normalmente, 1 cm de tamanho).

> O ganho de RVO aumentará com a redução da distância do alvo visual em indivíduos saudáveis sem perda vestibular.[8]

3. Certifique-se de que o alvo visual esteja no mesmo nível dos olhos do paciente e que ele possa vê-lo claramente. O paciente não poderá usar óculos durante o teste, mas as lentes de contato são aceitáveis.
4. Coloque o equipamento do vHIT (óculos) no paciente e ajuste a câmera para focar a pupila. Instrua o paciente sobre a necessidade de um ajuste correto do mesmo.

> Não é um problema para os pacientes serem testados sem o uso de lentes corretivas. Há pouco efeito da perda de acuidade visual nos parâmetros de resultado do RVO.[9]

5. A maioria dos sistemas de vHIT possui uma câmera que pode ser fixada sobre o olho direito ou com uma câmera de encaixe que pode ser reposicionada do olho direito para o esquerdo. Alguns sistemas permitem a visualização binocular.

> Ao usar gravações monoculares, é comum ver uma assimetria do olho direito *versus* esquerdo (ou seja, maiores ganhos para o olho sendo gravado.[10]

> A tira dos óculos do vHIT deve estar bem apertada para minimizar o deslizamento dos óculos durante o teste; no entanto, é importante garantir que os óculos não estejam causando visão dupla temporária.

6. Quando os óculos estiverem corretamente posicionados no paciente, verifique se os olhos estão centralizados na horizontal e se a pupila está posicionada na região de interesse.
7. Em seguida, execute o procedimento de calibração. Isso normalmente envolve uma tarefa de movimentos de sacada (ou seja, mover os olhos rapidamente a partir de um padrão de luzes). Peça ao paciente para manter a cabeça imóvel enquanto realiza a calibração.
8. Ao executar impulsos verticais no canal, alguns sistemas têm uma etapa de calibração adicional chamada calibração da cabeça. Isso auxiliará o examinador a iniciar o teste na posição correta antes de realizar os impulsos e iniciar o registro.

PREPARAÇÃO DO OPERADOR

Sugere-se que o examinador fique atrás do paciente para permitir uma visão do computador e dos resultados do teste, além de poder visualizar o ajuste do equipamento na pupila. O paciente é instruído a focar no alvo à sua frente enquanto tenta não piscar e relaxar os músculos do pescoço durante toda a avaliação a fim de permitir a realização de impulsos cefálicos pelo examinador.

IMPULSOS HORIZONTAIS DA CABEÇA

As mãos do examinador devem ser colocadas na cabeça ou no queixo do paciente para provocar os impulsos da cabeça (Fig. 7-5).

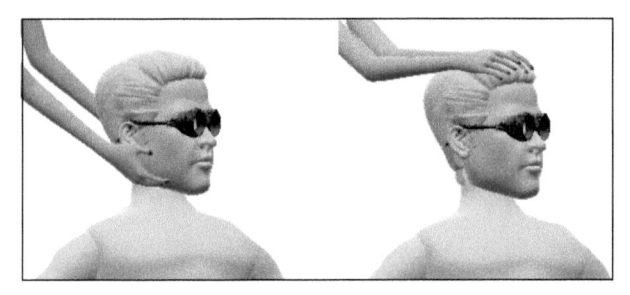

Fig. 7-5. Colocação das mãos para realização do vHIT no queixo ou pescoço para pesquisa dos canais semicirculares horizontais. É importante que o examinador não toque nas tiras nem nos óculos durante a avaliação.

Recomenda-se a normatização da técnica para coleta das respostas.[11] Para iniciar os impulsos horizontais da cabeça, a cabeça do paciente deve ser girada na direção dos canais horizontais (para a direita e esquerda). É importante que a tira dos óculos não seja tocada durante nenhuma parte do teste.

As etapas a seguir são recomendadas para garantir respostas robustas durante o vHIT para impulsos no plano horizontal para avaliação dos canais semicirculares horizontais:

- Velocidade máxima da cabeça: aproximadamente 150-300/s.
- Deslocamento cefálico de pequena amplitude: 10-20°.
- Início e término abruptos dos movimentos.
- Tempo e direção dos movimentos da cabeça imprevisíveis.
- 10 a 20 estimulações por lado;
- Monitoramento constante da imagem da pupila durante todo o teste.

A prática garante que os critérios sejam atendidos e o paciente entenda e cumpra a tarefa da melhor maneira possível. Os impulsos passivos da cabeça atenuam as respostas falsas negativas.[12] Exemplos de resultados de vHIT para CSCs horizontais estão representados abaixo (Fig. 7-6).

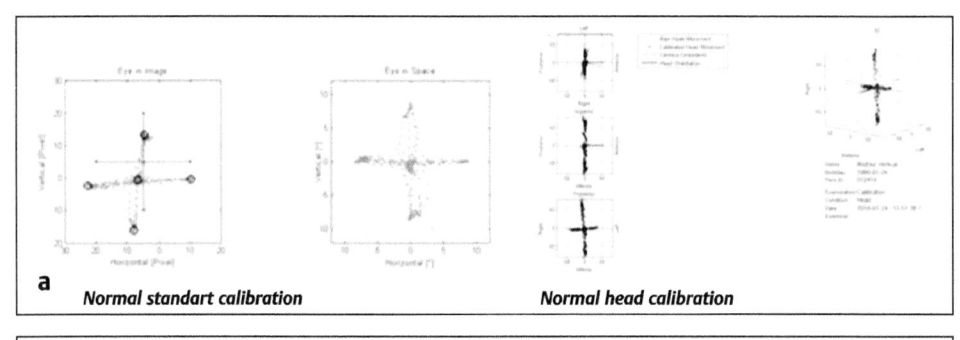

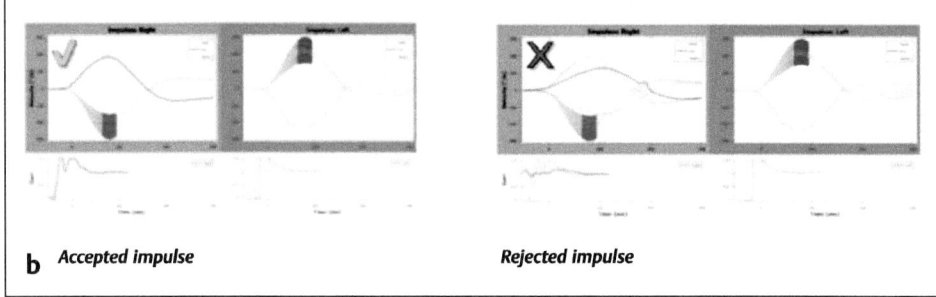

Fig. 7-6. Registro de vHIT no canal semicircular horizontal. (**a**) Calibração. (**b**) Impulsos aceitos e rejeitados. *(Continua.)*

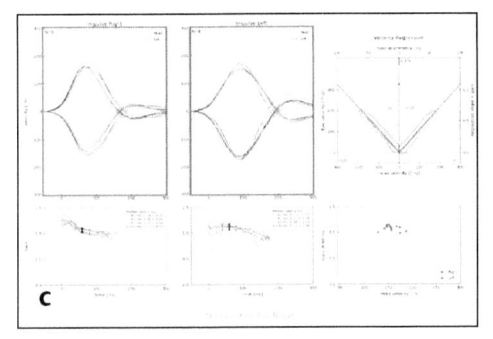

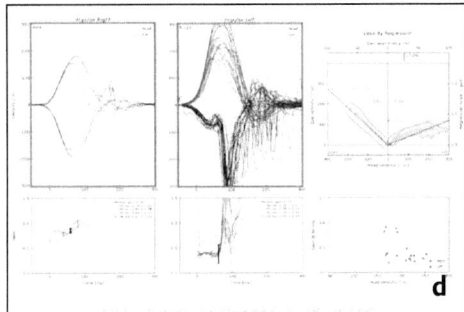

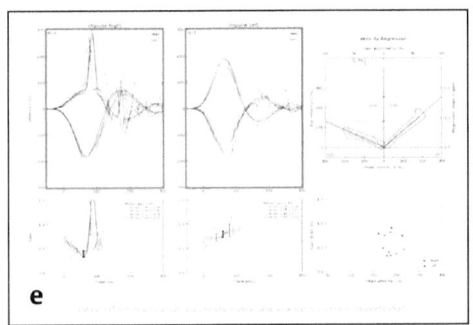

Fig. 7-6. *(Cont.)* **(c)** Resposta normal de CSC horizontal. **(d)** vHIT com alteração à esquerda (paciente com diagnóstico de neurite vestibular – fase aguda). **(e)** vHIT com assimetria bilateral em paciente usuário de implante coclear. (Cortesia: Interacoustics.)

IMPULSOS DE CABEÇA DE CANAIS VERTICAIS

O examinador deve, de novo, ficar preferencialmente atrás do paciente e deve instruí-lo a se concentrar no alvo e relaxar os músculos do pescoço durante a realização do teste. Embora não exista um método padrão para a colocação das mãos durante a avaliação dos canais verticais, o examinador pode colocar uma mão na cabeça do paciente e a outra no queixo do paciente (Fig. 7-7).

Existem dois métodos para avaliar os canais verticais. Eles serão avaliados em pares: CSC esquerdo anterior e CSC direito posterior (*left anterior right posterior* – LARP) e CSC direito anterior e CSC esquerdo posterior (*right anterior left posterior* – RALP). A Figura 7-8 representa os canais semicirculares a serem estimulados durante o vHIT.

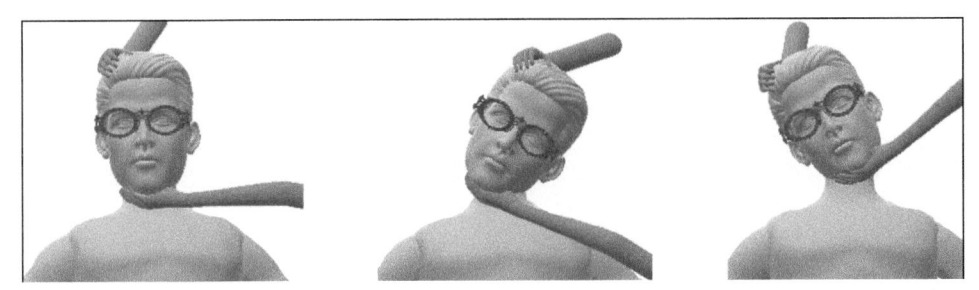

Fig. 7-7. Colocação das mãos para realização do vHIT no queixo e pescoço, ou ambos, para pesquisa dos canais semicirculares verticais. Importante que o examinador não toque nas tiras nem nos óculos durante a avaliação.

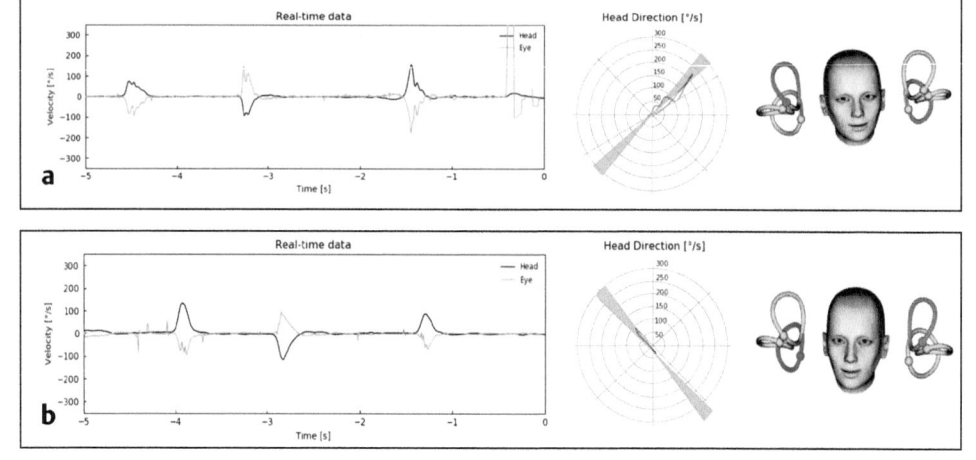

Fig. 7-8. vHIT Canais semicirculares verticais. (**a**) Estimulação dos CSCs anterior direito e posterior esquerdo e (**b**) Estimulação dos CSCs anterior esquerdo e posterior direito (velocidade da cabeça e olho e posição correta para realização da estimulação dos pares funcionais). (Cortesia: Interacoustics.)

As etapas a seguir são recomendadas para garantir respostas robustas durante o vHIT para avaliação dos canais semicirculares verticais:

1. A linha de olhar e a cabeça do paciente são mantidas na posição central e é movida em pequena amplitude; com realização de movimentos cefálicos rápidos no plano do par funcional que está sendo testado.
2. A cabeça do paciente pode ser girada 45° na direção do canal posterior testado, e movimentos verticais puros da cabeça podem ser usados para obter impulsos RALP e LARP. Por exemplo, durante o RALP, a cabeça é movida 45° para a esquerda. O paciente deve ser orientado a manter o olhar no alvo central.

> Manter os olhos direcionados na posição central do olhar ao executar a pesquisa para o canal vertical vHIT resulta em movimentos oculares compensatórios verticais e torcionais. Para minimizar o componente torcional é recomendado um olhar horizontal de ~ 40° na direção do alvo para garantir valores robustos de ganho.[13]

3. Semelhante aos impulsos horizontais da cabeça, os impulsos verticais devem consistir em deslocamento de pequena amplitude (10-20°), em uma velocidade de pico de aproximadamente 150° e com tempo e direção de procedimentos imprevisíveis. Geralmente são aceitos 10 a 20 impulsos em cada direção (Figs. 7-9 e 7-10).

ANÁLISE E INTERPRETAÇÕES: INTERPRETAÇÃO vHIT BÁSICA

O resultado do vHIT normal é um traçado na direção do impulso (cabeça) e olho correspondente (pupila) em amplitude e velocidade sem evidência de sacada corretiva (Figs. 7-9c e 7-10b). O resultado anormal apresenta redução no ganho de RVO (ou seja, movimentos oculares não se movem igualmente em amplitude e velocidade em relação ao movimento da cabeça) (Figs. 7-9d e 7-10c).

Em relação aos valores:

- Valores normais de ganho: para canais horizontais entre 0,80 a 1,20; e canais verticais entre 0,70 a 1,20. Os achados normais implicam em função normal do canal semicircular testado em alta frequência.
- Valores de ganho anormais: Canais horizontais: < 0,80; canais verticais: < 0,70.

A presença de achados anormais pode sugerir envolvimento vestibular periférico uni ou bilateral.

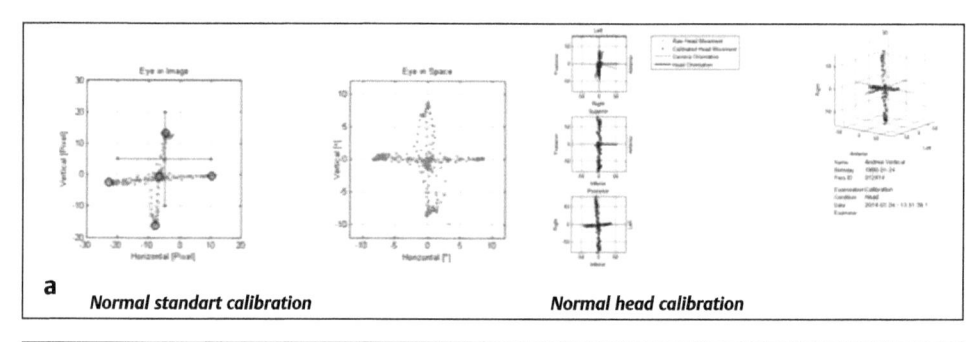

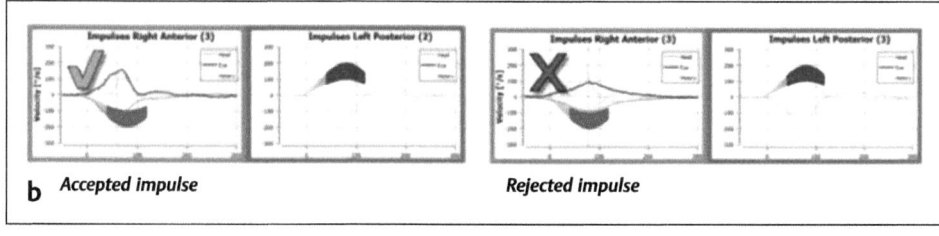

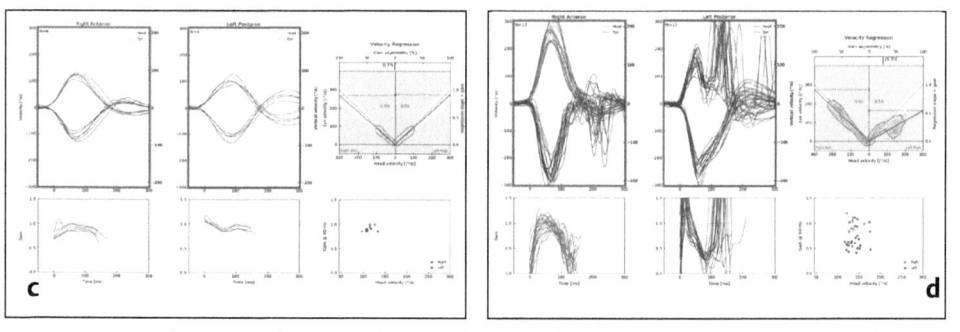

Fig. 7-9. Registro de vHIT canal semicircular vertical anterior direito e posterior esquerdo. (**a**) Calibração. (**b**) Impulsos aceitos e rejeitados. (**c**) Resposta normal. (**d**) vHIT com alteração à esquerda (paciente com ganho reduzido à esquerda e presença de sacadas *covert* e *overt catch-up*). (Cortesia: Interacoustics.)

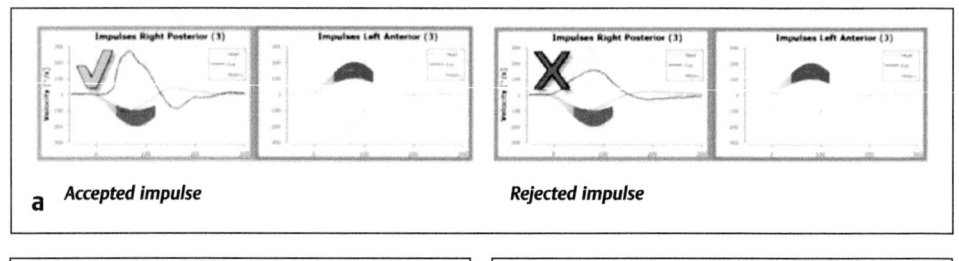

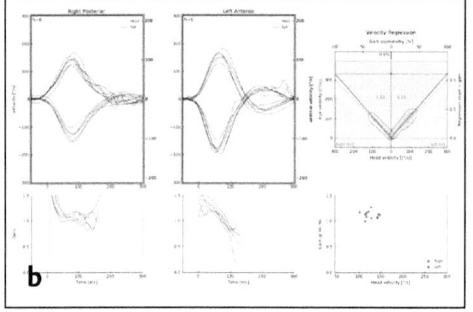

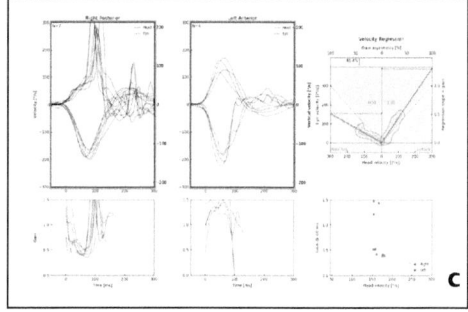

Fig. 7-10. Registro de vHIT canal semicircular vertical anterior esquerdo e posterior direito. (**a**) Impulsos aceitos e rejeitados. (**b**) Resposta normal. (**c**) vHIT com alteração à direita (paciente com diagnóstico de neurite vestibular com presença de sacadas *covert* e *overt catch-up*). (Cortesia: Interacoustics.)

RESULTADOS PERIFÉRICOS *VERSUS* CENTRAIS

O vHIT pode ser usado para diferenciar entre causas periféricas (por exemplo, neurite vestibular) e centrais (por exemplo, infarto cerebelar).[14,15] O ganho reduzido unilateralmente com evidência de sacada corretiva sugere envolvimento periférico. Uma exceção seria o infarto da artéria cerebelar inferior anterior (AICA), alterando o valor do ganho com sacadas corretivas, porém, a presença de sinais e sintomas centrais adicionais auxiliam na distinção deste caso das vestibulopatias periféricas. A doença de Ménière e a migrânea vestibular são distúrbios comuns que causam vertigem episódica e que geralmente apresentam achados normais de vHIT; no entanto, a prova calórica pode apresentar anormalidades como hipofunção vestibular unilateral. Em teoria, a doença de Ménière afeta as células ciliadas do tipo II que são ativadas em baixas frequências (análoga à faixa de frequência da irrigação calórica), mas preserva as células ciliadas do tipo I que são ativadas em movimentos cefálicos de alta frequência.[16,17] Essa disparidade entre os resultados de irrigação calórica e vHIT não ocorre em todos os casos na doença de Ménière. Devem-se testar todos os seis canais semicirculares para isolar padrões de neurite vestibular: neurite do nervo vestibular superior = ganho de RVO do canal horizontal e anterior reduzido com sacadas corretivas; neurite do nervo vestibular inferior = ganho de RVO do canal posterior reduzido com sacadas corretivas. A mesma ideia se aplica ao neurinoma vestibular.

TESTE DE SUPRESSÃO DO IMPULSO CEFÁLICO (SHIMP)

O teste de supressão do impulso cefálico (SHIMP) auxilia a determinar a extensão da função vestibular residual.[18] Durante o SHIMP, o paciente é instruído a fixar o olhar na luz do *laser* enquanto o examinador inicia impulsos horizontais da cabeça (Fig. 7-11).

Quando o RVO está intacto, sacadas de apoio (*backup*) (isto é, sacadas de SHIMP) são observadas no registro, demonstrando a resposta do RVO. Quando há alteração no RVO, os olhos permanecem fixados no alvo (luz do *laser*) e não surgem sacadas de apoio, sugerindo pouca ou nenhuma função residual (Fig. 7-12).

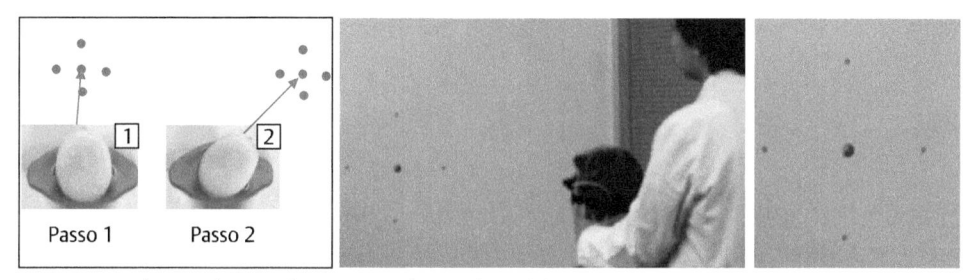

Fig. 7-11. Realização do teste de supressão do impulso cefálico (SHIMP). (Cortesia: Interacoustics.)

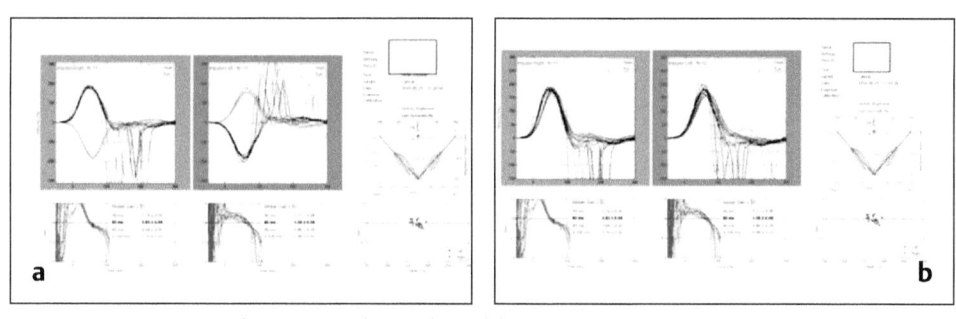

Fig. 7-12. Registro teste de supressão de impulso cefálico (SHIMP): (**a**) Resposta normal. (**b**) Resultado espelhado do mesmo paciente. (Cortesia: Interacoustics.)

FATORES A SEREM EVITADOS

O vHIT é considerado um teste rápido que possibilita a avaliação dos seis canais semicirculares, mas apresenta grande chance de erro na avaliação por um examinador não treinado. É importante verificar se todos os fatores foram excluídos antes de realizar o cálculo final do ganho do RVO. Os artefatos mais comuns estão listados na Tabela 7-1.

Tabela 7-1. Fontes Comuns de Erros de vHIT (Artefatos), Causas e Soluções

Artefato	Causa	Solução
Possíveis picos múltiplos, ruído no traçado, presença de oscilações	■ Maquiagem dos olhos ■ Piscadas ■ Tocar na tira dos óculos	■ Peça ao paciente para remover a maquiagem dos olhos ■ Peça ao paciente para abrir bem os olhos para visualizar a pupila ■ Instrua o paciente a manter os olhos abertos e tente não piscar ■ Examinador deve reposicionar as mãos afastadas da tira dos óculos de vHIT
Valores de ganho exagerados (altos). Pode haver mudança de fase	■ Óculos soltos ■ Ajuste inadequado ■ Problemas de calibração	■ Reposicione e aperte os óculos ■ Re-calibrar
Curvas de resposta amplas com valores de ganho exagerados	■ Assistência do paciente durante movimentos cefálico	■ Instrua o paciente a não participar dos movimentos da cabeça ■ Peça ao paciente para apertar os dentes/manter a mandíbula firme durante os impulsos cefálicos

Nota: Para uma revisão completa dos artefatos, consulte Mantokoudis et al, 2015[14]

CONSIDERAÇÕES FINAIS

O vHIT revolucionou a avaliação vestibular, especialmente por permitir a análise funcional dos seis canais semicirculares e, quando seus resultados são combinados aos demais testes, permite verificar a função de todos os órgãos do sistema vestibular. O vHIT é considerado um teste simples e não requer condições especiais para sua realização. Permite repetições do teste mesmo dentro de alguns minutos, o que estaria fora de questão na realização da prova calórica. É muito bem tolerado por pacientes de qualquer faixa etária, não é invasivo, sendo um método considerado seguro, simples e rápido (menos de 10 minutos para testar os dois lados). O *software* fornece resultados objetivos, quantitativos e em tempo real. O equipamento é portátil e pode ser usado na clínica ou na sala de emergência, ou mesmo na casa do paciente.

REFERÊNCIAS BIBLIOGRÁFICAS

1. Halmagyi GM, Curthoys IS. A clinical sign of canal paresis. Arch Neurol. 1988;45(7):737-9.
2. Halmagyi GM, Chen L, MacDougall HG, Weber KP, McGarvie LA, Curthoys IA. The video head impulse test. Front Neurol. 2017;8:258.
3. MacDougall HG, McGarvie LA. Application of the video head impulse test to detect vertical semicircular canal dysfunction. Otol Neurotol. 2013 Aug;34(6):974-9.
4. Weber KP, Aw ST, Todd MJ, McGarvie LA, Pratap S, Curthoys IS, et al. Inter-ocular differences of the horizontal vestibulo-ocular reflex during impulsive testing. Prog Brain Res. 2008;171:195-8.
5. McCaslin DL, Jacobson GP, Bennett ML, Gruenwald JM, Green AP. Predictive properties of the video head impulse test: measures of caloric symmetry and self-report dizziness handicap. Ear Hear. 2014;35(5):185-91.
6. Park JW, Kim TS, Cha EH, Kang BC, Park HJ. Differences in video head impulse test gains from right verses left or outward verses inward head impulses. Laryngoscope. 2018;129:1675-9.
7. Nystrom A, Tjernstrom F, Magnusson M. Outward versus inward head thrusts with video-head impulse testing in normal subjects: does it matter? Otol Neurotol. 2015;36(3):e87-94.

8. Curthoys IS, MacDougall HG, McGarvie LA, Weber KP, Szmulewicz D, Manzari L, et al. The video head impulse test (vHIT). In: Jacobson GP, Shepard NT. (Ed.) Balance function assessment and management. 2nd ed. San Diego, CA: Plural; 2016. pp. 392-430.
9. Judge PD, Rodriguez AI, Barin K, Janky KL. Impact of target distance, target size, and visual acuity on the video head impulse test. Otol Neurol. 2018;159(4):739-42.
10. Weber KP, Aw ST, Todd MJ, McGarvie LA, Curthoys IS, Halmagyi GM. Head impulse test in unilateral vestibular loss: vestibuloocular reflex and catch-up saccades. Neurology. 2008;70(6):45463.
11. Patterson JN, Bassett AM, Mollak CM, Honaker JA. Effects of hand placement technique on the video head impulse test (vHIT) in younger and older adults. Otol Neurotol 2015;36(6):1061-8.
12. Black RA, Halmagyi GM. The active head-impulse test in unilateral peripheral vestibulopathy. Arch Neurol. 2005;62(2):290-93.
13. McGarvie LA, Martinez-Lopez M, Burgess AM, MacDougall HG, Curthoys IS. Horizontal eye position affects measured vertical VOR gain on the video head impulse test. Front Neurol. 2015;6(58):1-6.
14. Mantokoudis G, Tehrani ASS, Kattah JC, Eibenberger K, Guede CI, Zee DS, Newman-Toker DE. Quantifying the vestibulo-ocular reflex with video-oculography: nature and frequency of artifact. Audiol Neurotol. 2015;20(1):39-50.
15. Welgampola MS, Taylor RL, Halmagyi GM. Video head impulse testing. Adv Otorhinolaryngol . 2019;82:56-66.
16. Blödow A, Heinze M, Bloching MB, von Brevern M, Radtke A, Lempert T. Caloric stimulation and video-head impulse testing in Ménière's disease and vestibular migraine. Acta Otolaryngol. 2014;134(12):1239-44.
17. McCaslin DL, Rivas A, Jacobson GP, Bennett ML. The dissociation of video head impulse test (vHIT) and bithermal caloric test results provide topological localization of vestibular system impairment in patients with "definite" Ménière's disease. Am J Audiol. 2015;24(1):1-10.
18. MacDougal HG. A new saccadic indicator of peripheral vestibular function based on the video head impulse test. Neurology. 2016;87(4):410-8.

POTENCIAIS EVOCADOS MIOGÊNICOS VESTIBULARES (VEMPs)

CAPÍTULO 8

INTRODUÇÃO

Bickford, Jacobson & Cody (1964)[1] registraram, pela primeira vez, um potencial induzido pelo som e encontraram que as respostas do ínion eram altamente afetadas por alterações na tensão da musculatura cervical e, desse modo, eram miogênicas por natureza. No entanto, os potenciais evocados miogênicos vestibulares (VEMPs – *vestibular evoked myogenic potential*) somente foram totalmente descritos em 1992, quando Colebatch e Halmagyi[2] suscitaram um potencial miogênico de curta latência do músculo esternoclidomastóideo (SCM) tonicamente contraído em resposta a estímulos acústicos de elevada intensidade. A resposta obtida foi uma onda bifásica com um pico positivo e outro negativo, sendo determinada como sendo de origem vestibular, uma vez que não foi observada resposta após abolição do nervo vestibular, porém, o potencial estava presente em sujeitos com perda auditiva neurossensorial.[3] Atualmente, os VEMPs são realizados com estímulos sonoros ou por vibração óssea e são comumente registrados a partir da contração do músculo SCM.[4] O potencial evocado miogênico vestibular (VEMP) é considerado um teste rápido e não invasivo com o objetivo de avaliar a função dos órgãos otolíticos (sáculo e utrículo).

RESPOSTAS E CAMINHOS DO VEMP

Existem dois tipos principais de VEMPs: cervical (cVEMP) e ocular (oVEMP). A Tabela 8-1 descreve as vias aferentes e eferentes de ambos os reflexos.

Tabela 8-1. Trajetória do Potencial Evocado Miogênico Vestibular Cervical e Ocular (Aferências e Eferências)

	VEMP cervical (cVEMP)	VEMP ocular (oVEMP)
Vias de aferência	1. Sáculo	1. Utrículo
	2. Nervo vestibular inferior	2. Nervo vestibular superior
	3. Núcleo vestibular	3. Núcleo vestibular
Vias de eferência	4. Trato vestibuloespinhal descendente lateral e medial	4. Fascículo medial longitudinal (FML)
	5. XI nervo craniano ipsilateral	5. III nervo craniano contralateral
	6. Músculo esternocleidomastóideo ipsilateral	6. Músculo ocular oblíquio inferior contralateral

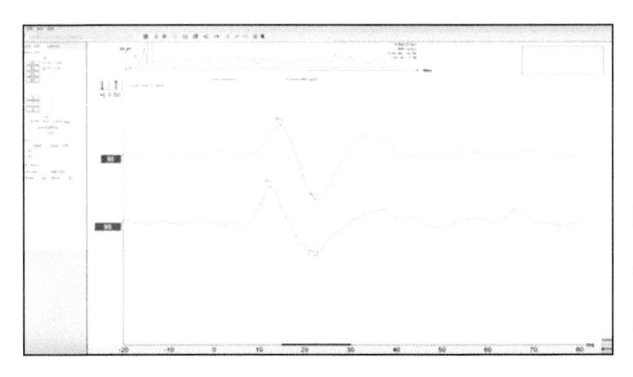

Fig. 8-1. Resposta do VEMP cervical utilizando *tone burst* na frequência de 500 Hz na intensidade de 95 dB. Resposta do lado direito (traçado superior), do lado esquerdo (traçado inferior). (Cortesia: Interacoustics.)

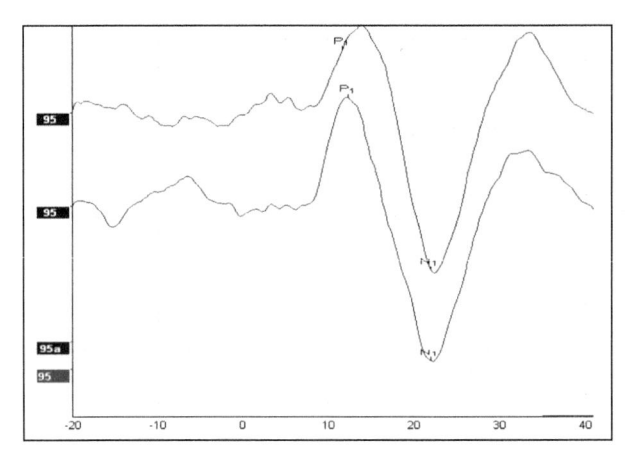

Fig. 8-2. Resposta do VEMP ocular utilizando *tone burst* na frequência de 500 Hz na intensidade de 95 dB. Resposta do lado direito (traçado superior), do lado esquerdo (traçado inferior). (Cortesia: Interacoustics.)

O VEMP de origem cervical é uma medida da função sacular ipsilateral obtida pela contração do músculo esternoclidomastóideo ipsilateral.[5,6] As características da resposta são uma onda com dois picos (potencial bifásico) com deflexão positiva (P1) em torno de 13 milissegundos (ms), e deflexão negativa (N1) em torno de 23 ms (Fig. 8-1).

O VEMP ocular é obtido a partir da contração do músculo ocular oblíquio inferior e avalia a função do utrículo.[7] Possui resposta multifásica, com a primeira resposta bifásica com uma deflexão negativa (N1) em torno de 10 ms, seguida por uma deflexão positiva (P1) em torno de 15 ms (Fig. 8-2).

> O VEMP ocular é uma via bilateral. Registros podem ser obtidos no oblíquo inferior ipsilateral, no entanto, há uma resposta de amplitude maior do oblíquo contralateral inferior.[8]

PARÂMETROS DE ESTÍMULO

O VEMP pode ser realizado utilizando equipamento de potencial evocado auditivo de um ou dois canais; no entanto, Rosengren *et al.*[6] refere que o equipamento necessita ter a capacidade de produzir estímulos de intensidade elevada do tipo *tone burst*, com monitoramento da atividade eletromiográfica (EMG). É necessária uma calibração apropriada relacionada com o nível de pressão sonora na condução aérea (CA) e condução óssea (CO).[9]

Os estímulos de CA são os mais comumente usados para obter respostas do VEMP;[6] os estímulos de CO pode utilizar um transdutor ósseo de elevada intensidade (por exemplo, B-71/B-81). É necessária a utilização de um amplificador. Devem ser preconizadas a intensidade, a frequência e duração do estímulo, sendo que o nível de força do aparelho deve de ser testado numa mastoide artificial antes da sua realização, de modo a evitar efeitos adversos.[10] Os estímulos por condução óssea mais utilizados são os do tipo *tone burst* na frequência de 500 Hz emitidos na zona da linha média da cabeça ou na região da mastoide.[11]

Os parâmetros ideais de estímulo variam com base no tipo de VEMP (cervical ou ocular) e estímulo (CA ou CO) (Tabela 8-2).

> A rejeição de artefato deve ser aplicada a todos os testes VEMP. O número de varreduras *(sweeps)* geralmente é entre 100-200; menos varreduras podem ser necessárias para a condução óssea ou estímulos com martelo de reflexo.[6] As respostas do VEMP devem ser replicadas pelo menos uma vez.

Para reduzir o risco de trauma acústico durante a execução do VEMP, sugere-se utilizar *tone burst* como tipo de estímulo[17] e a menor intensidade sonora, de acordo com o volume do canal auditivo (VCA): 120 dB SPL caso VCA seja inferior a 0,8 mL e 115 dB SPL quando o VCA for menor que 0,4 mL. Como padrão, orienta-se a utilização de 125 dB SPL, evitando exceder a intensidade de 132 dB SPL.[18] Rodriguez *et al.*[19] relatam que o teste por meio de CO é, provavelmente, o modo mais seguro para obter-se uma resposta do VEMP, uma vez que retira o fator relacionado com o VCA. Pesquisa sugere utilização de *tone burst* em 750 Hz (em vez de 500 Hz), pois encontraram respostas análogas para oVEMP e cVEMP em crianças, adolescentes e adultos.[19]

Tabela 8-2. Parâmetros de Estímulo Sugeridos para Condução Aérea (CA) e Condução Óssea (CO) para Realização do VEMP Cervical e Ocular[6,12-14]

	Estímulo	Frequência	Intensidade sonora	Rate	Duração	Amplificação	Filtro passa-banda	Epoch
cVEMP	CA	500-1.000[a] Hz	120-135 dB SPL	≤ 5 Hz	≤ 7 ms	5.000	5-1.000 Hz	100 ms
	CO	100-500 Hz	Não exceder 150 dB pico de NF	≤ 5 Hz	≤ 7 ms	5.000	5-1.000 Hz	100 ms
oVEMP	CA	400-1.000[a] Hz	120-135 dB SPL	≤ 5 Hz	≤ 7 ms	30.000-100.000	1-1.000 Hz	100 ms
	CO[b]	100-500 Hz	Não exceder 150 dB pico de NF	≤ 5 Hz	≤ 7 ms	30.000-100.000	1-1.000 Hz	100 ms

SPL: nível de pressão sonora; NF: nível de força; *Epoch*: registro número de varreduras.
[a] A sintonia de frequência mostra diferenças nos resultados utilizando-se frequências de 500 Hz para 1.000 Hz em adultos mais velhos e para pacientes com idade > 60 anos, obtendo-se melhores respostas em 750 ou 1.000 Hz nessa população.[15]
[b] Estímulos de condução óssea podem ser preferenciais para captação e registro das respostas do oVEMP.[16]

PREPARAÇÃO DO PACIENTE PARA cVEMP

O teste pode ser realizado em uma sala comum, uma vez que não há interferência da iluminação do ambiente ou de fixação visual. No entanto, existem instruções e recomendações para o paciente e o examinador que auxiliam na obtenção de respostas mais robustas na pesquisa do VEMP (Figs. 8-3 e 8-4).

> Confirme a impedância (inferior a 5 kOmns). Limpe novamente a área e recoloque os eletrodos, se necessário.

Durante toda a estimulação, seja ela acústica ou por vibração óssea, o paciente deve contrair adequadamente o músculo SCM para obter a resposta do cVEMP.

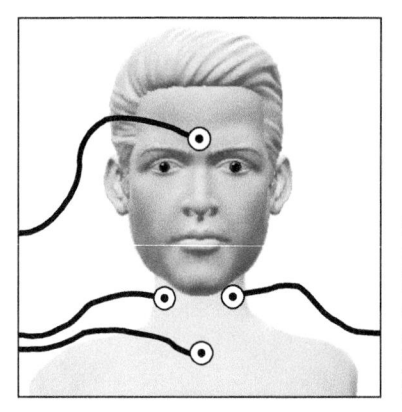

Fig. 8-3. Montagem dos eletrodos para realização de VEMP cervical. Positivo: 1/3 superior do músculo esternoclidomastóideo (SCM) direito e esquerdo. Negativo: junção esternoclavicular e terra: testa/nariz/dorso (Ver Vídeo 8-1).

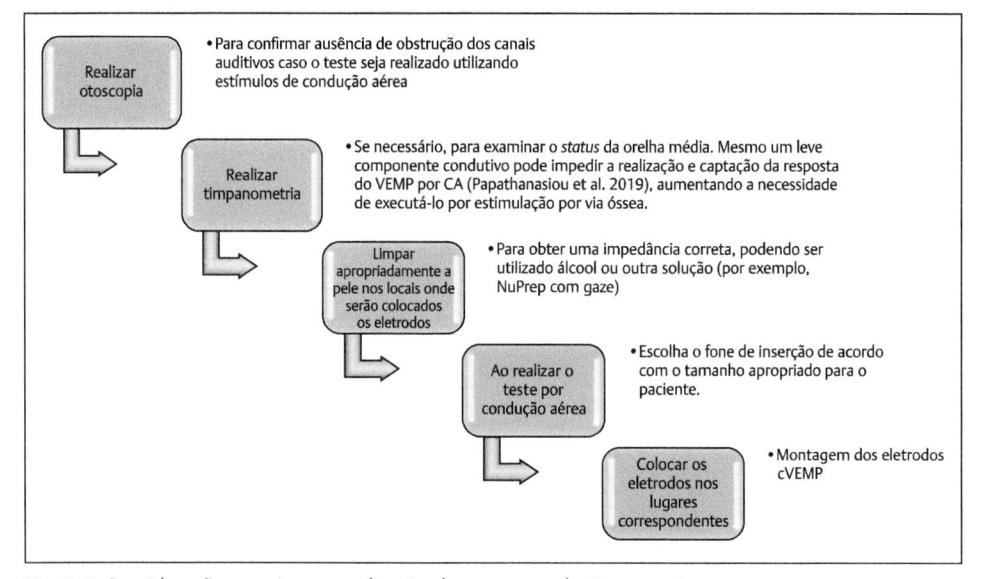

- Realizar otoscopia
  - Para confirmar ausência de obstrução dos canais auditivos caso o teste seja realizado utilizando estímulos de condução aérea
- Realizar timpanometria
  - Se necessário, para examinar o *status* da orelha média. Mesmo um leve componente condutivo pode impedir a realização e captação da resposta do VEMP por CA (Papathanasiou et al. 2019), aumentando a necessidade de executá-lo por estimulação por via óssea.
- Limpar apropriadamente a pele nos locais onde serão colocados os eletrodos
  - Para obter uma impedância correta, podendo ser utilizado álcool ou outra solução (por exemplo, NuPrep com gaze)
- Ao realizar o teste por condução aérea
  - Escolha o fone de inserção de acordo com o tamanho apropriado para o paciente.
- Colocar os eletrodos nos lugares correspondentes
  - Montagem dos eletrodos cVEMP

Fig. 8-4. Considerações gerais para realização do teste em relação ao paciente.

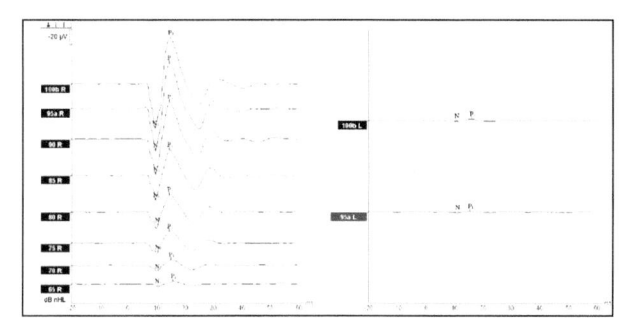

Fig. 8-5. Pesquisa de limiar do VEMP à direita e ausência de resposta à esquerda. (Cortesia: Interacoustics.)

Para garantir uma contração robusta necessária do SCM, o teste pode ser concluído das seguintes maneiras:

1. Sentado na posição vertical e girando a cabeça para longe do ouvido testado a fim de obter contração do SCM.
2. Deitado em decúbito dorsal com a cabeça levantada em 30° (2,5-5 cm) para ativação bilateral do SCM.
3. Deitado com a cabeça levantada e afastada do ouvido de teste para ativação unilateral do SCM.

O monitoramento contínuo da atividade EMG pode ser realizado por meio de *feedback* visual ou auditivo para controlar a variabilidade da amplitude da resposta e possibilitar a comparação dos lados esquerdo e direito.[14] Avalia-se a diferença entre as amplitudes do lado direito e esquerdo por meio do cálculo do índice de simetria (cálculo da razão – *index ratio*).[20] A maioria das clínicas usa valores entre 20-47% como o nível de corte mais baixo.[14,20-22]

A latência e a amplitude pico a pico (ou seja, P1 a N1) são os resultados de interesse clinicamente mais relevantes.[21] A amplitude do cVEMP aumenta com o aumento da atividade eletromiográfica (~50 a 300 μV). No entanto, a amplitude diminui em idosos.[15,23] A pesquisa do limiar também é importante, principalmente na suspeita de deiscência de canal semicircular superior (SDCSS) (Fig. 8-5).

CONSIDERAÇÕES PARA O EXAMINADOR ANTES DE REALIZAR cVEMP

Existem vários fatores que podem afetar a coleta da resposta do cVEMP e devem ser consideradas antes de interpretar a resposta.[6]

1. Problemas relacionados com o estímulo (por via aérea ou óssea): verifique a faixa de intensidade do estímulo (consulte a Tabela 8-2), verifique a calibração do equipamento, solucione problemas de equipamento, compare as respostas com as normas clínicas. Realize inspeções diárias do equipamento para garantir a adequação do sinal.
2. Atividade EMG insuficiente: altere o método de coleta do cVEMP. Modifique a posição do paciente de sentado para a posição reclinada, utilize sistema de *feedback* visual ou auditivo ou forneça resistência à rotação da cabeça do paciente colocando a mão do examinador contra o rosto do paciente. Lembre-se de que as amplitudes de resposta do cVEMP diminuem com a idade avançada,[15] e que mais de 40% dos pacientes com idade acima de 60 anos não apresentam respostas.[23]

3. Excesso de atividade EMG: utilize *feedback* visual ou auditivo para treinar o paciente na contração ou altere o protocolo de contração muscular do cVEMP reclinado 30° (ativação uni ou bilateral do SCM) para paciente sentado com a cabeça virada.
4. Respostas com excesso de ruídos: verifique a impedância, o posicionamento e as configurações do eletrodo (Tabela 8-2).

PREPARAÇÃO DO PACIENTE PARA oVEMP

A resposta do VEMP ocular pode ser registrada usando montagens de eletrodos de um ou dois canais.[13] Vários músculos extraoculares estão envolvidos nas respostas lineares do RVO; no entanto, para este potencial, a captação da resposta é feita a partir da contração do músculo ocular oblíquo inferior.[8] A preparação para colocação dos eletrodos é a mesma para a realização do cVEMP com impedância igual ou inferior a 5 kΩ (Fig. 8-6).

Durante a estimulação (aérea ou óssea) e coleta da resposta, o paciente deve contrair o muscular oblíquio inferior. O método mais eficaz é solicitar ao paciente que olhe para cima em um ângulo de aproximadamente 20-35°.[24,25] O paciente pode ficar sentado ou em decúbito dorsal durante o teste. A amplitude da resposta do VEMP ocular é menor que a do cervical; portanto, o ganho da resposta deve ser ajustado.

> O registro do VEMP ocular é contralateral (resposta cruzada):
> - A resposta do utrículo esquerdo será registrada a partir da contração do músculo oblíquo inferior direito.
> - A resposta do utrículo direito será registrada a partir da da contração do músculo oblíquo inferior esquerdo.

Normalmente, as primeiras latências N1 e P1, resposta de amplitude pico a pico (isto é, N1 a P1) e índice de diferença interaural (cálculo da razão – *index ratio*) são os resultados de interesse. Piker *et al.*[26] relataram um limite superior a 34% para a assimetria de amplitude normal. Os valores de latência e amplitude são altamente dependentes do estímulo selecionado (aéreo *versus* ósseo), com o de conduções ósseas produzindo latências mais curtas e respostas de amplitude maiores.[13,14] Recomenda-se que cada clínica desenvolva suas normas e valores de referência.[7]

> Kantner e Gürkov[24] recomendam fortemente o controle do ângulo do olhar durante o teste para comparações clínicas.

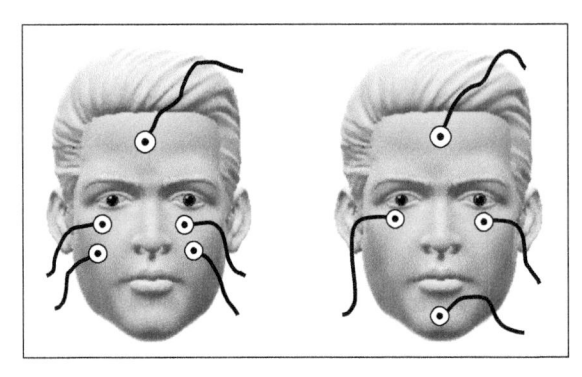

Fig. 8-6. Montagem dos eletrodos para registro do VEMP ocular com um ou dois canais. Paciente deve ser orientado a deslocar o olhar em 30°. Positivo: músculos oblíquos inferiores (logo abaixo do ponto médio dos olhos); referência: nariz/queixo; terra: testa, queixo ou junção esternoclavicular (Ver Vídeo 8-2).

CONSIDERAÇÕES SOBRE O OPERADOR oVEMP

Semelhante à coleta da resposta do VEMP cervical, as anormalidades mais comuns incluem amplitude reduzida unilateralmente ou respostas ausentes. No entanto, o operador deve precaver e realizar medidas acuradas para verificar os achados que não se devem a nenhuma das seguintes fontes de erro[6] (Fig. 8-7).

Respostas anormais devem ser clinicamente correlacionadas com outros testes vestibulares, além de se considerar as limitações em idosos. Piker *et al.*[15] recomendam a realização de novo teste nas frequências de 750 ou 1.000 Hz quando o paciente não apresentar resposta bilateralmente a 500 Hz.

APLICAÇÕES CLÍNICAS

O VEMP (tanto cervical quanto ocular) tem sido utilizado em diversas patologias como ferramenta complementar para a avaliação vestibular (tanto vestibulopatias periféricas como centrais). Podem-se mencionar duas aplicações clínicas do VEMP: para diagnosticar o nervo vestibular afetado (superior ou inferior) e em pacientes com suspeita de deiscência do canal semicircular superior (SDCSS). No caso de envolvimento do nervo vestibular, o uso combinado de cVEMP e oVEMP avalia o *status* dos ramos superior e inferior do nervo vestibular, que pode ser de utilidade nos casos de neurite vestibular. O VEMP também pode fazer inferências sobre o envolvimento do nervo superior *versus* inferior em pacientes com schwannoma vestibular (neurinoma vestibular). No entanto, a realização de testes de imagem (por exemplo, ressonância magnética) está disponível. Eles fornecerão informações clínicas adicionais,[27] além disso, o VEMP pode auxiliar na verificação de função residual do nervo no pós-operatório. Em casos de suspeita de SDCSS as respostas possuem amplitudes elevadas, com limiar alterado e diferenças interaurais na amplitude.[28] Pesquisas apresentam a utilização do VEMP ocular de 4.000 Hz, e é considerado um método rápido de triagem para identificar SDCSS.[29] Além disso, a combinação da resposta do VEMP juntamente ao resultado de exames de imagem de alta resolução auxiliam no diagnóstico desta patologia.

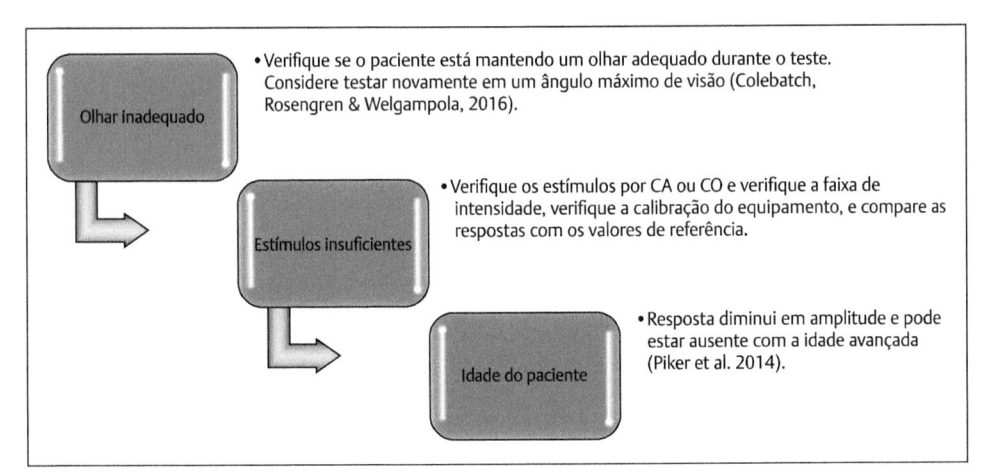

Olhar inadequado
- Verifique se o paciente está mantendo um olhar adequado durante o teste. Considere testar novamente em um ângulo máximo de visão (Colebatch, Rosengren & Welgampola, 2016).

Estímulos insuficientes
- Verifique os estímulos por CA ou CO e verifique a faixa de intensidade, verifique a calibração do equipamento, e compare as respostas com os valores de referência.

Idade do paciente
- Resposta diminui em amplitude e pode estar ausente com a idade avançada (Piker et al. 2014).

Fig. 8-7. Fontes de erro.

> Exceto pelo SDCSS, atualmente não há evidências substanciais para apoiar o teste VEMP isoladamente no diagnóstico diferencial de outras condições vestibulares. Achados anormais do VEMP devem ser clinicamente correlacionados com outras medidas vestibulares e história clínica.

CONSIDERAÇÕES FINAIS

As promissoras tendências para as quais apontam as novas investigações relacionadas com o VEMP levam a crer que, utilizando-o coerentemente, pode-se chegar a resultados importantes para estudos diagnósticos. Dentre os exames complementares da avaliação do paciente com tontura, tem a seu favor o fato de ser um exame objetivo, confiável, não invasivo, de baixo custo, de fácil execução, rápido e sem desconforto para o paciente. É importante ressaltar que mesmo com metodologia de registro simplificada e baixo custo operacional, é necessário, para sua aplicação clínica, que este exame possua parâmetros uniformizados.

REFERÊNCIAS BIBLIOGRÁFICAS

1. Bickford RG, Jacobson JL, Cody TR. Nature of average evoked potentials to sound and other stimuli in man. Ann N Y Academy Sci. 1964;112:204-23.
2. Colebatch JG, Halmagyi GM. Vestibular evoked potentials in human neck muscles before and after unilateral vestibular deafferentation. Neurology. 1992;42(8):1635-6.
3. Colebatch JG, Halmagyi GM, Skuse NF. Myogenic potentials generated by a click evoked vestibulocollic reflex. J Neurol Neurosurg Psychiatry. 1994;57(2):190-7.
4. Curthoys IS, Grant JW, Burgess AM, Pastras CJ, Brown DJ, Manzari L. Otolithic receptor mechanisms for vestibular-evoked myogenic potentials: a review. Front Neurol. 2018;9:366.
5. Rosengren SM, Colebatch JG. The contributions of vestibular evoked myogenic potentials and acoustic vestibular stimulation to our understanding of the vestibular system. Front Neurol. 2018;9:481.
6. Rosengren SM, Colebatch JG, Young AS, Govender S, Welgampola MS. Vestibular evoked myogenic potentials in practice: Methods, pitfalls and clinical applications. Clin Neurophysiol Pract. 2019;4:47-68.
7. Zhang AS, Govender S, Colebatch JG. Tuning of the ocular vestibular evoked myogenic potential (oVEMP) to air and bone-conducted sound stimulation in superior canal dehiscence. Exp Brain Res. 2012;223(1):51-64.
8. Chihara Y, Iwasaki S, Ushio M, Murofushi T. Vestibular-evoked extraocular potentials by air-conducted sound: another clinical test for vestibular function. Clin Neurophysiol. 2007;118(12):2745-51.
9. Sheykholeslami K, Habiby Kermany M, Kaga K. Frequency sensitivity range of the saccule to bone-conducted stimuli measured by vestibular evoked myogenic potentials. Hear Res. 2001;160(1-2):58-62.
10. Papathanasiou ES, Straumann D. Why and when to refer patients for vestibular evoked myogenic potentials: a critical review. Clin Neurophysiol. 2019;130:1539-56.
11. Sandhu JS, George SR, Rea PA. The effect of electrode position on the ocular vestibular evoked myogenic potential to air-conducted sound. Clin Neurophysiol. 2013;124(6):1232-6.
12. Papathanasiou E, Murofushi T, Akin F, Colebatch J. International guidelines for the clinical application of cervical vestibular evoked myogenic potentials: an expert consensus report. Clin Neurophysiol. 2014;125:658-66.
13. Bogle JM. Clinical evaluation of the vestibular nerve using vestibular evoked myogenic potentials. J Clin Neurophysiol. 2018;35(1):39-47.

14. McCaslin DL, Jacobson GP. Vestibular-Evoked Myogenic Potentials (VEMPs). In: Jacobson GP, Shepard NT, Barin K, Burkard RF, Janky K, McCaslin DL. (Eds.) Balance function assessment and management, 3rd ed. San Diego, CA: Plural Publishing; 2021. pp. 399-438.
15. Piker EG, Jacobson GP, Burkard RF, McCaslin DL, Hood LJ. Effects of age on the tuning of the cVEMP and oVEMP. Ear Hear. 2013;34(6):e65-e73.
16. Rosengren SM, Colebatch JG. Ocular vestibular evoked myogenic potentials are abnormal in internuclear ophthalmoplegia. Clin Neurophysiol. 2011;122(6):1264-7.
17. Thomas MLA, Fitzpatrick D, McCreery R, Janky KL. Big stimulus, little ears: safety in administering vestibular evoked myogenic potentials (VEMP) in children. J Am Acad Audiol. 2017;28(5):395-403.
18. Colebatch JG, Rosengren SM. Safe levels of acoustic stimulation: Comment on "effects of acoustic stimuli used for vestibular evoked myogenic potential studies on the cochlear function". Otol Neurotol. 2014;35(5):932-3.
19. Rodriquez AI, Thomas MLA, Fitzpatrick D, Janky KL. Effects of high sound exposure during air-conducted vestibular evoked myogenic potential testing in children and young adults. Ear Hear. 2018;39(2):269-77.
20. Welgampola MS, Colebatch JG. Characteristics of tone burst-evoked myogenic potentials in the sternocleidomastoid muscles. Otol Neurotol. 2001;22(6):796-802.
21. McCaslin DL, Jacobson GP, Hatton K, Fowler AP, DeLong AP. The effects of amplitude normalization and EMG targets on cVEMP interaural amplitude asymmetry. Ear Hear. 2013;34(4):482-90.
22. Zapala DA, Brey RH. Clinical experience with the vestibular evoked myogenic potential. J Am Acad Audiol. 2004;15(3):198-215.
23. Su HC, Huang TW, Young YH, Cheng PW. Aging effect on vestibular evoked myogenic potential. Otol Neurotol. 2004;25(6):977-80.
24. Kantner C, Gürkov R. The effects of commonly used upward gaze angles on ocular evoked myogenic potentials. Otol Neurotol. 2014;35(2):289-93.
25. Colebatch JG, Rosengren SM, Welgampola MS. Vestibular-evoked myogenic potentials. In: Furman JM, Lempert T. (Eds.) Handbook of clinical neurology, v. 137 (3rd series) Neuro-Otology. Elsevier; 2016. pp. 133-55.
26. Piker EG, Jacobson GP, McCaslin DL, Hood LJ. Normal characteristics of the ocular vestibular evoked myogenic potential. J Am Acad Audiol. 2011;22(4):222-30.
27. Lachowska M, Glinka P, Niemczyk K. Air-conducted and skull-tap cervical vestibular evoked myogenic potentials in determining nerve division involvement in vestibular schwannoma patients. Adv Clin Exp Med. 2018;27(3):335-41.
28. Fife TD, Colebatch JG, Kerber KA, Brantberg K, Strupp M, Lee H, et al. Practice guideline: cervical and ocular vestibular evoked myogenic potential testing. Neurology. 2017;89(22):2288-96.
29. Manzari L, Burgess AM, McGarview LA, Curthoys IS. An indicator of probable semicircular canal dehiscence: Ocular vestibular evoked myogenic potentials to high frequencies. Otolaryngol Head Neck Surg. 2013;149(1):142-5.

POSTUROGRAFIA DINÂMICA COMPUTADORIZADA

INTRODUÇÃO

O sistema de controle postural humano é projetado, exclusivamente, para manter o centro de gravidade (COG) sobre uma pequena base de suporte (BOS), integrando entradas sensoriais (visão, propriocepção e sistema vestibular) e coordenando a saída motora. Resumidamente descrito no Capítulo 1, o sistema vestibular possui tratos reflexivos (vestibuloespinhais medial e lateral) que participam do controle postural estático e dinâmico e de movimentos coordenados. Qualquer interrupção nessas vias pode resultar em sintomas de desequilíbrio e quedas. Conforme descrito por Nashner,[1] o sistema vestibular é essencial para o controle postural em ambientes complexos ou escuros, suportes instáveis e durante o movimento. O sistema visual auxilia no controle do equilíbrio em superfície instável/móvel com a cena visual estável e o sistema proprioceptivo define a entrada sensorial primária.

LIMITES DE ESTABILIDADE

O sistema vestibular também contribui para o mapa de limites de estabilidade (LOS) ou quantidade máxima de oscilação do movimento do corpo (oscilação do COG) que se mantém sem precisar alterar a base de suporte.[1,2] O LOS é frequentemente descrito como a área de movimento que um indivíduo pode mover-se, confortavelmente, em todas as direções (anterior, posterior, medial e lateral) sem cair. A disfunção vestibular e o processo de envelhecimento podem diminuir a área do mapa de limites de estabilidade (LOS), o que afeta a seleção apropriada de estratégias de correção do equilíbrio, resultando em aumento do risco de quedas.[2]

ESTRATÉGIAS DE CORREÇÃO

Respostas do equilíbrio automáticas ou previamente programadas (não automáticas) estabilizam o corpo para evitar uma queda durante as atividades de vida diária, porém, nem todas as correções de alteração do equilíbrio exigem a mesma estratégia. Os indivíduos podem utilizar uma estratégia de tornozelo quando estiverem em uma superfície plana e firme, e rapidamente mudar para uma estratégia de quadril em caso de alteração ou estreitamento da base de apoio.[3] Ambas as estratégias mantém os pés no lugar, mas quando esta condição não é possível, uma estratégia do passo é usada para alterar a base de apoio ao controle do equilíbrio[2] (Fig. 9-1). A exposição repetida a ambientes desestabilizadores ou irregulares corrige as respostas inadequadas por meio de aprendizado adaptativo.[3] Esse

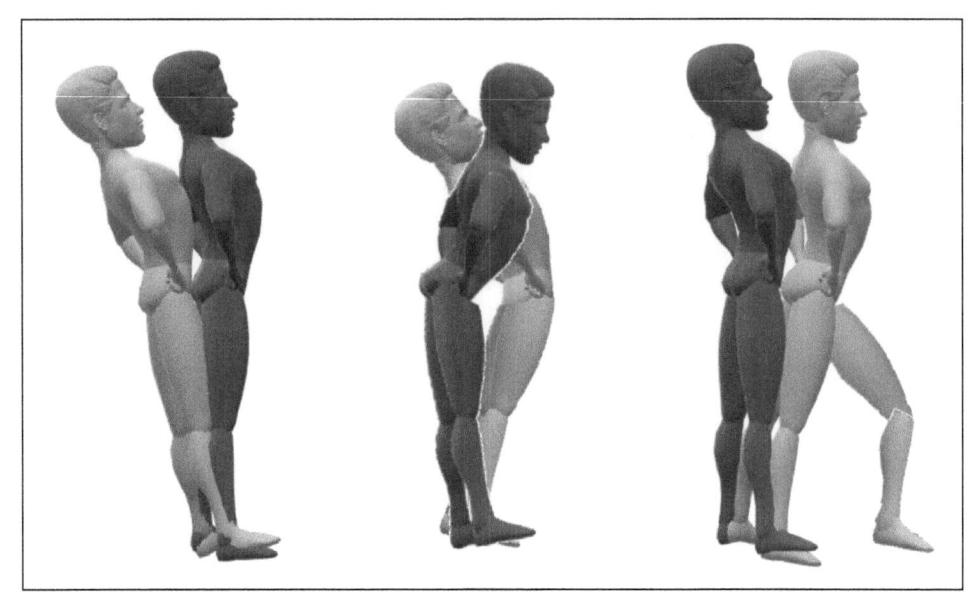

Fig. 9-1. Estratégias de correção do equilíbrio (tornozelo, quadril, estratégia do passo) – (Ver Vídeo 9-1).

processo de aprendizado inicia-se na infância e é aperfeiçoado por meio de realização de atividades avançadas e cenários de equilíbrio desafiadores.

CONSIDERAÇÕES CLÍNICAS

A Posturografia Dinâmica Computadorizada (PDC) quantifica a função de equilíbrio durante tarefas desafiadoras e movimentos breves e inesperados.[4] O COG é estimado por meio do uso de um sistema de medição de força[3] e de dados demográficos do paciente (isto é, altura e peso).[4] Durante a avaliação, o paciente permanece em pé sob placas de força que detectam movimentos em diferentes planos tanto horizontalmente quanto verticalmente,[4] e a pressão exercida nesses sensores estima a oscilação do COG. O principal uso do PDC é examinar mais detalhadamente a contribuição dos sistemas sensoriais (visual, proprioceptivo e vestibular) e a saída do controle motor para manter o equilíbrio. A PDC é ideal para monitorar as capacidades funcionais do paciente com problemas de desequilíbrio e queda e avaliar o *status* da compensação em pacientes com disfunção vestibular.[3]

O sistema NeuroCom EquiTestTM foi considerado o dispositivo PDC padrão ouro que utiliza um sistema de suporte móvel (com referência à oscilação) e um ambiente visual, ambos se movem nas direções anterior/posterior. No entanto, os avanços na tecnologia colaboraram com a utilização de exibição visual interativa (isto é, realidade virtual) em oposição ao ambiente móvel, como o equipamento da Bertec PDC com realidade virtual imersiva (Bertec, Inc) (Fig. 9-2).

Ambos os sistemas utilizam os mesmos subtestes: teste de organização sensorial (SOT), teste de controle motor e teste de adaptação (Tabela 9-1).

De modo geral, a comparação do novo equipamento da Bertec com o equipamento padrão NeuroCom produz resultados comparáveis em controles saudáveis, com relatos de

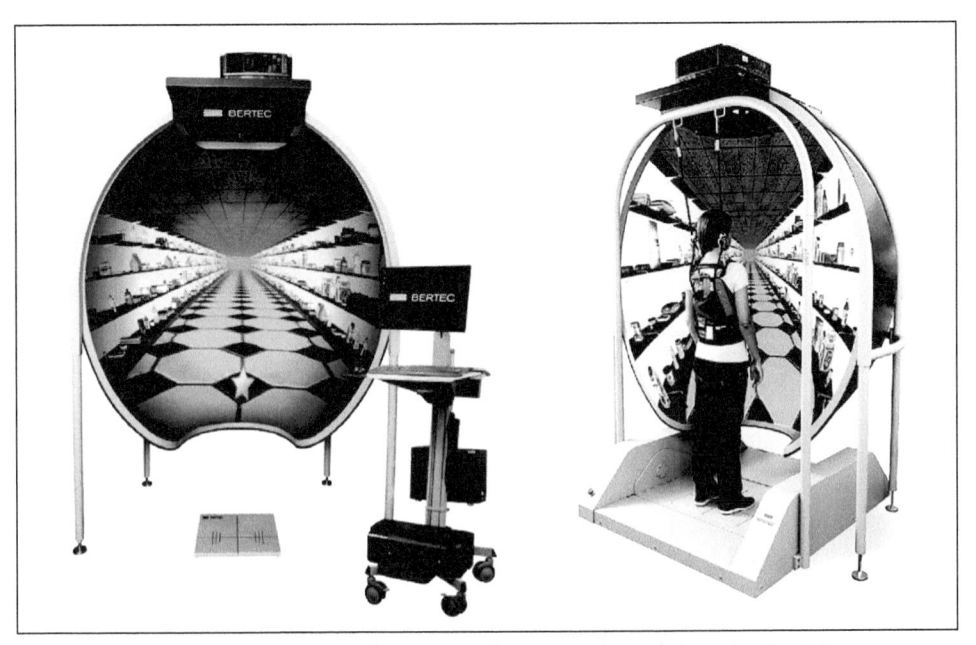

Fig. 9-2. Equipamento para realização da posturografia computadorizada imersiva visual de campo completo. (Cortesia: Bertec.)

Tabela 9-1. Subtestes Utilizados nos Sistemas NeuroCom e Bertec

Teste de organização sensorial (SOT)	Teste de controle motor (MCT)	Teste de adaptação (ADT)
Mede a capacidade funcional de coordenação dos sistemas visual, vestibular e proprioceptivo para manter o equilíbrio por meio de seis condições distintas	Avalia a função das vias motoras envolvidas na manutenção do equilíbrio após um movimento inesperado da superfície de suporte	Avalia a resposta postural adaptativa para manter a estabilidade com movimentos repetidos inesperados da superfície de suporte

maior dificuldade por parte do paciente em executar as tarefas de realidade virtual. Os autores sugerem que isso pode ser em decorrência das diferenças nas cenas visuais, com mais oportunidades de estratégias compensatórias visuais comparando o NeuroCom com cena estática *versus* a cena imersiva do equipamento Bertec.[5]

PREPARAÇÃO DO PACIENTE

As etapas a seguir são recomendadas para a preparação do paciente, conforme descrito por Nashner & Shepard:[4]

1. Assim como em outros testes, o paciente deve evitar álcool e medicamentos que possam afetar o controle do equilíbrio 48 horas antes da realização do teste. O paciente deve continuar fazendo uso de medicamentos considerados essenciais.
2. O paciente deve usar calças confortáveis e ser informado que, durante o teste, deverá remover calçados e meias.

3. O paciente deve se sentir tranquilo, utilizando cintos que irão garantir a segurança durante o teste.
4. O paciente deve ser auxiliado ao se posicionar sob a placa de força, sendo orientado a alinhar os pés com os maléolos mediais (ossos do tornozelo mediais) posicionados sobre a linha ampla e horizontal e o calcâneo lateral (ossos externos do tornozelo) sendo ajustado de acordo com a altura do paciente (pequeno, médio ou grande).
5. As correias de segurança devem estar conectadas à barra suspensa do equipamento, permitindo um movimento irrestrito para aferir a oscilação do COG.
6. Finalmente, o paciente é instruído a manter a postura ereta sem tocar nas paredes ou nos adereços do equipamento. Os olhos permanecerão abertos até que seja dito o contrário. O paciente deve receber instruções antes de cada tarefa; no entanto, geralmente não é fornecido *feedback* durante o teste.

> Pacientes que são incapazes de ficar de pé com os olhos abertos por pelo menos um minuto não podem concluir o teste de PDC.[4]

PREPARAÇÃO DO EXAMINADOR

O examinador é posicionado próximo ao paciente e a estação de trabalho (computador) para observar a oscilação do COG. Nashner & Shepard[4] recomendam a observação contínua do paciente em relação a quaisquer sinais de ansiedade ou fadiga, que podem ser abrandados com pausas e segurança sobre os procedimentos de teste. O examinador deve verificar e questionar sobre a presença de qualquer anormalidade musculoesquelética (costas, tornozelo, problemas no quadril e membros inferiores) que possam comprometer a interpretação do teste. Por fim, o examinador deve verificar os resultados em tempo real e repetir a prova em ordem aleatória, se o teste não refletir o melhor desempenho do paciente ou sugerir uma resposta exagerada do mesmo.

PROTOCOLOS, ANÁLISES E INTERPRETAÇÕES: TESTE DE ORGANIZAÇÃO SENSORIAL (SOT)

O SOT não avalia o local da lesão, mas a capacidade funcional do paciente para coordenar os sentidos do equilíbrio. O teste consiste em seis condições cada vez mais desafiadoras em que a visão e a propriocepção são interrompidas ou modificadas (consulte a Tabela 9-2).

As condições 1, 2, 4 e 5 do SOT são semelhantes aos testes de exame clínico para avaliação do controle postural referidos no Capítulo 3. Cada condição consiste em três tentativas de 20 segundos, com uma pontuação de equilíbrio gerada para cada uma delas. A pontuação de equilíbrio compara os movimentos máximos e mínimos de oscilação do paciente com uma oscilação máxima e mínima teórica.[6] Um escore de equilíbrio próximo a 100 sugere equilíbrio quase perfeito (isto é, oscilação corporal mínima) e um escore próximo a 0 (zero) indica que o paciente excedeu seu LOS, resultando em uma estratégia de reorientação ou perda de equilíbrio. A representação gráfica das pontuações de equilíbrio, incluindo uma pontuação composta de equilíbrio, é exibida na seção de resultados (Fig. 9-3).

Tabela 9-2. Condições do Teste de Organização Sensorial (SOT)

Condição	Superfície de suporte	Pistas visuais	Sistema sensorial dominante no equilíbrio corporal
1	Plataforma fixa	Olhos abertos	Medida basal: todos os sistemas
2	Plataforma fixa	Olhos fechados	Sistema proprioceptivo
3	Plataforma fixa	Oscilação na referência visual	Sistema proprioceptivo
4	Oscilação na referência de superfície	Olhos abertos	Sistema visual
5	Oscilação na referência de superfície	Olhos fechados	Sistema vestibular
6	Oscilação na referência de superfície	Oscilação na referência visual	Sistema vestibular

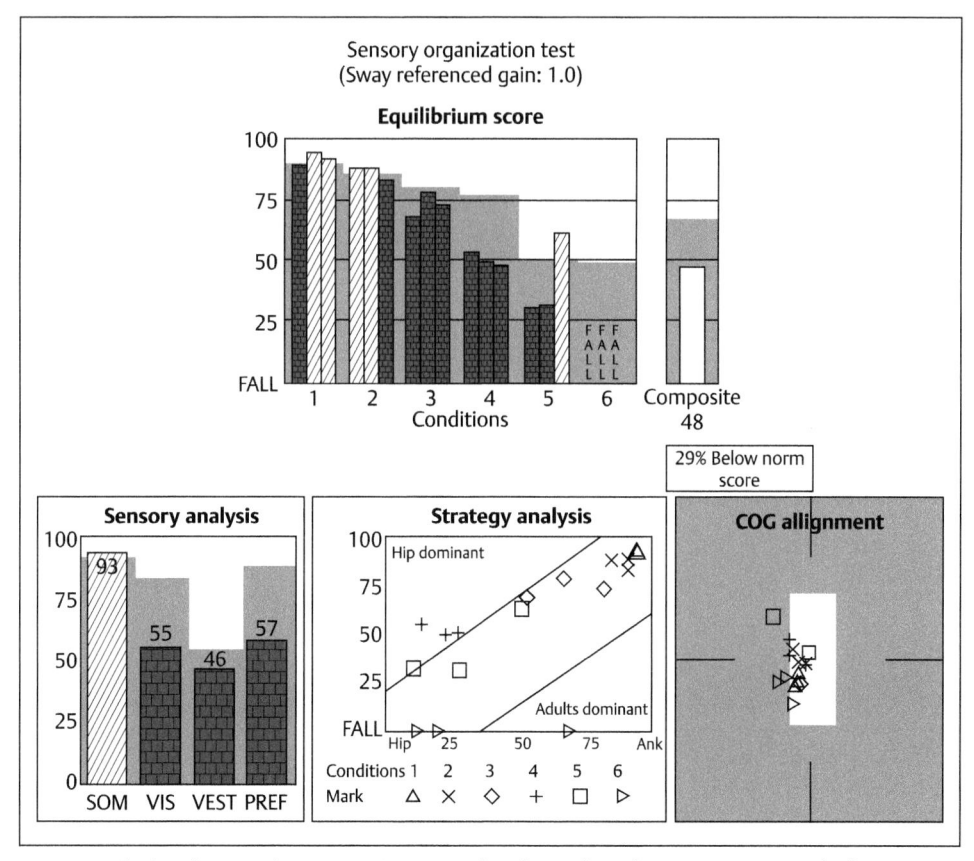

Fig. 9-3. Relatório do teste de organização sensorial. As barras listradas representam resultados normais do paciente, as barras quadriculadas indicam que o paciente teve resultado anormal na condição testada e a área cinza indica o limite normativo. (Cortesia: Interacoustics e Bertec.)

PADRÕES DE DESEMPENHO SOT

Os pacientes podem apresentar dificuldade em utilizar pistas de um ou vários sistemas que compõem o equilíbrio, e esses padrões de desempenho podem delinear deficiências nas pistas sensoriais (Tabela 9-3).

Para indivíduos com disfunção vestibular sem compensação vestibular completa, o padrão mais típico é o padrão vestibular (desempenho anormal nas condições 5 isolada-

Tabela 9-3. Padrões de Teste de Organização Sensorial (SOT): Análise da Resposta Sensorial e Sinais do Paciente com Base nos Resultados

Padrão	Descrição	Razão de análise sensorial	Sinais encontrados no paciente
Vestibular	Desempenho alterado nas condições 5 e 6. Sugere dificuldade de equilíbrio ao usar informações apenas vestibulares para manter o equilíbrio. Em combinação com os exames do local da lesão (irrigações calóricas, teste de impulso cefálico com vídeo), o padrão pode sugerir um sistema vestibular periférico funcionalmente descompensado	Condição 5 em comparação com a Condição 1	Desequilíbrio ao andar em superfícies irregulares (por exemplo, carpete grosso, calçadas irregulares) no escuro
Visual	Desempenho anormal na Condição 4. Sugere dificuldades de equilíbrio ao usar informações visuais	Condição 4 em comparação com a Condição 1	Desequilíbrio ao caminhar em superfícies irregulares
Preferência visual	Desempenho anormal nas condições 3 e 6. Sugere dificuldade em manter o equilíbrio na presença de pistas visuais imprecisas	Condições 3 e 6 quando comparadas com as condições 2 e 5	Desequilíbrio quando exposto a estímulos visualmente complexos
Proprioceptivo	Desempenho anormal na Condição 2, indicando dificuldade em manter o equilíbrio em superfícies de suporte estáveis quando pistas visuais são retiradas. Sugere dificuldade em manter o equilíbrio ao usar apenas informações somatossensoriais para manter o equilíbrio	Condição 2 em comparação com a Condição 1	Desequilíbrio em ambientes com pouca luminosidade
Severo	Desempenho anormal, independentemente das informações sensoriais fornecidas. Diminuição dos escores de equilíbrio em quase todas as condições	Não se aplica	Desequilíbrio significativo e dificuldade de deambulação em todos os ambientes
Inconsistente	Desempenho anormal que não representa a capacidade de equilíbrio genuína do paciente. Isso pode ser exagero volitivo ou deturpação não intencional do equilíbrio (por exemplo, desempenho ruim nas condições 1-3 e desempenho normal nas condições 4-6)	Não se aplica	Resultados do teste não consistentes com as observações do paciente. Padrão encontrado em pacientes com tontura postural perceptiva persistente (DPPP)*

*Söhsten et al, 2016.[7]

mente ou nas condições 5 e 6). O padrão vestibular não especifica o local da lesão no sistema vestibular. No entanto, implica que as informações vestibulares não são apropriadas ou insuficientes para manter o equilíbrio (desde que outros fatores associados a problemas nos membros inferiores tenham sido descartados). É importante ressaltar que a adição de uma tarefa de agitação cefálica horizontal com velocidade de pico de 15°/s à condição 5 (olhos fechados, superfície instável) pode auxiliar na diferenciação de pacientes com assimetria vestibular unilateral dos normais.[8] A adição de movimento cefálico ao protocolo SOT pode fornecer rastreamento do local da lesão para vestibulopatia periférica.

ANÁLISE SENSORIAL
O gráfico de análise sensorial quantifica diferenças no desempenho de uma condição SOT com outra condição, plotada como uma razão. Essa razão indica quais sistemas sensoriais estão em desvantagem e quais são os preferidos para manter o equilíbrio (Fig. 9-4).[4]

ANÁLISE DE ALINHAMENTO E ESTRATÉGIA DE COG
O alinhamento do COG é fornecido em tempo real e medido no início de cada teste. Prevê-se que pacientes saudáveis mantenham o alinhamento de COG próximo ao centro de sua BOS durante todas as condições de SOT. Os desvios do alinhamento de COG ± 2 DP são considerados anormais.[4] A estratégia de movimento dominante de um paciente (tornozelo versus quadril) é fornecida na seção de análise de estratégia. É esperado o uso apropriado de ambas as estratégias. A estratégia anormal pode estar relacionada com as condições ortopédicas[9] (Fig. 9-5).

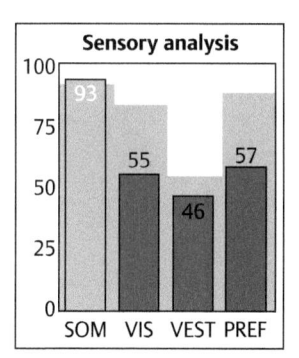

Fig. 9-4. Análise sensorial do teste de organização sensorial. A barra em cinza claro representa resultado normal (neste caso, para o sistema somatossensorial ou proprioceptivo) e as barras em cinza escuro indicam resultado anormal (sistema visual, vestibular e composição de todos juntos – preferência). (Cortesia: Interacoustics e Bertec.)

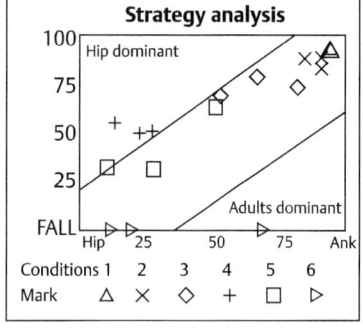

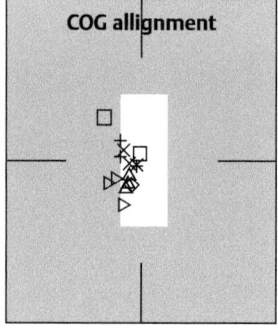

Fig. 9-5. Análise da estratégia e alinhamento do centro de gravidade para o teste de organização sensorial. (Cortesia: Interacoustics e Bertec.)

PROTOCOLOS, ANÁLISES E INTERPRETAÇÕES: TESTE DE CONTROLE DO MOTOR (MCT)

O MCT avalia a resposta postural automática a movimentos repentinos e inesperados por meio das placas de força que são dimensionados para a altura do paciente.[4,5] O MCT exige que o paciente se mantenha de pé durante uma série de três deslocamentos (pequeno, médio e grande) da superfície de suporte, tanto para trás quanto para frente. Movimentos para trás causam oscilação para frente do COG, enquanto movimentos para frente causam oscilação para trás. O COG é, então, reposicionado sobre a BOS por meio da ativação de respostas posturais automáticas.[4]

> A resposta postural automática é ativada por meio de modificações nos receptores do tendão do tornozelo e do estiramento muscular que transmitem respostas ao córtex motor e, em seguida, pelas vias motoras para manter o controle postural.[4,10]

A medida do resultado do teste MCT é a latência (medida em milissegundos) para o início da resposta postural automática após a oscilação induzida (Fig. 9-6).

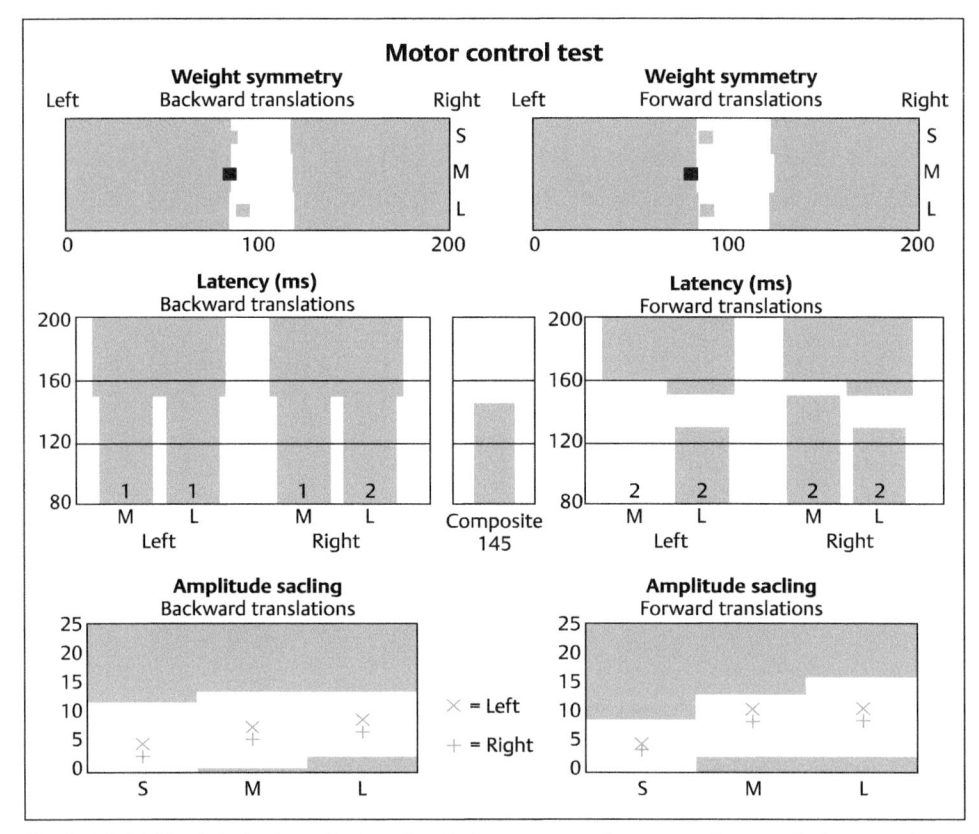

Fig. 9-6. Relatório do teste de controle motor. As barras numeradas representam resultados normais referentes à latência. (Cortesia: Interacoustics e Bertec.) – (Ver Vídeo 9-2).

Essencialmente, isso determina quanto tempo é necessário para o movimento passivo (ou seja, o início do movimento da placa de força) até a recuperação ativa (isto é, o início da resposta postural automática). Os valores de latência dos deslocamentos médios e grandes são analisados, bem como a distribuição do peso entre as pernas direita e esquerda e a força (escala de amplitude) da resposta.[3] Alterações com a distribuição de carga (valores anormais de simetria do peso) podem causar valores anormais de latência.[10]

PADRÕES DE DESEMPENHO DO MCT

Anormalidades nas latências do MCT (Fig. 9-7) podem indicar anomalias nas vias neuronais (aferente ou eferente);[10] no entanto, outras condições podem causar respostas anormais: lesões adquiridas, condições musculoesqueléticas, problemas neurológicos, dor nas costas ou nas pernas. Pacientes com declínio sensorial visual ou vestibular geralmente apresentam bom desempenho no teste MCT. Portanto, o SOT, em combinação com o MCT, ajuda a determinar se os padrões são causados por comprometimento sensorial ou outros problemas que afetam a via motora do circuito longo.

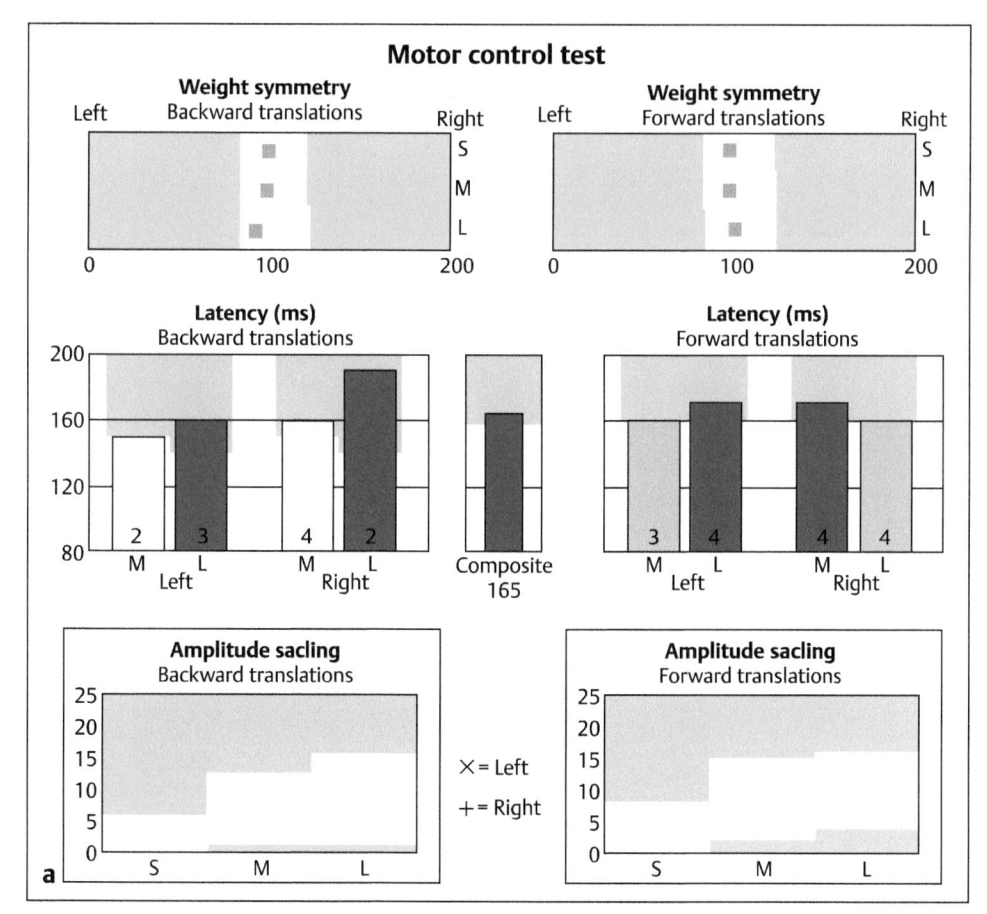

Fig. 9-7. (a,b) Desempenho anormal do teste de controle motor para movimentos para trás e para frente. Escala normal de amplitude e simetria de peso. (Cortesia: Interacoustics e Bertec.) *(Continua.)*

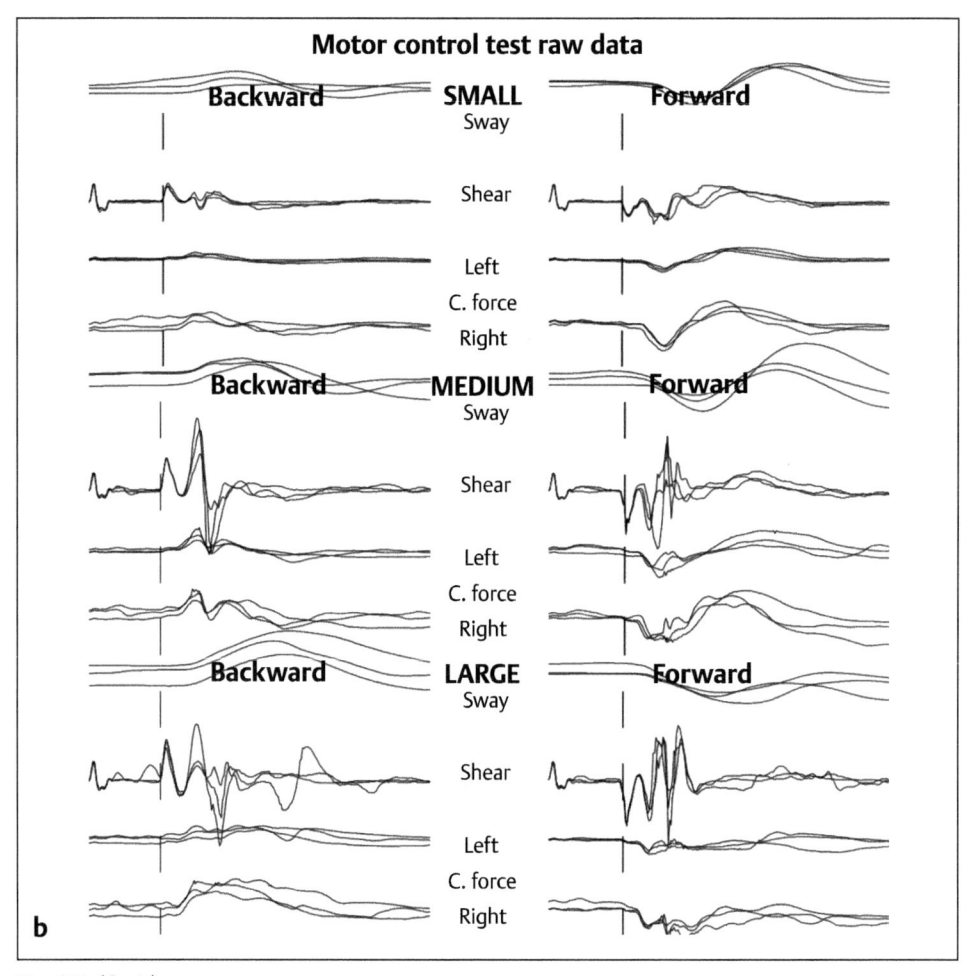

Fig. 9-7. *(Cont.)*

PROTOCOLOS, ANÁLISES E INTERPRETAÇÕES: TESTE DE ADAPTAÇÃO (ADT)

O ADT mede o processo de equilíbrio adaptativo. O paciente é exposto a cinco movimentos repentinos e aleatórios dos dedos dos pés para cima e para baixo pelo movimento das placas de força, o que provoca respostas posturais automáticas semelhantes ao teste de MCT. A energia oscilante é a medida do resultado da ADT. Com cada estímulo sucessivo, a resposta da energia de oscilação (isto é, quantidade de oscilação de COG) deve ser reduzida.[5] As anormalidades no ADT podem ser causadas por: condições neuromusculares, déficits ortopédicos ou musculoesqueléticos, idade, distúrbios do SNC, ansiedade, medo de cair (Fig. 9-8).

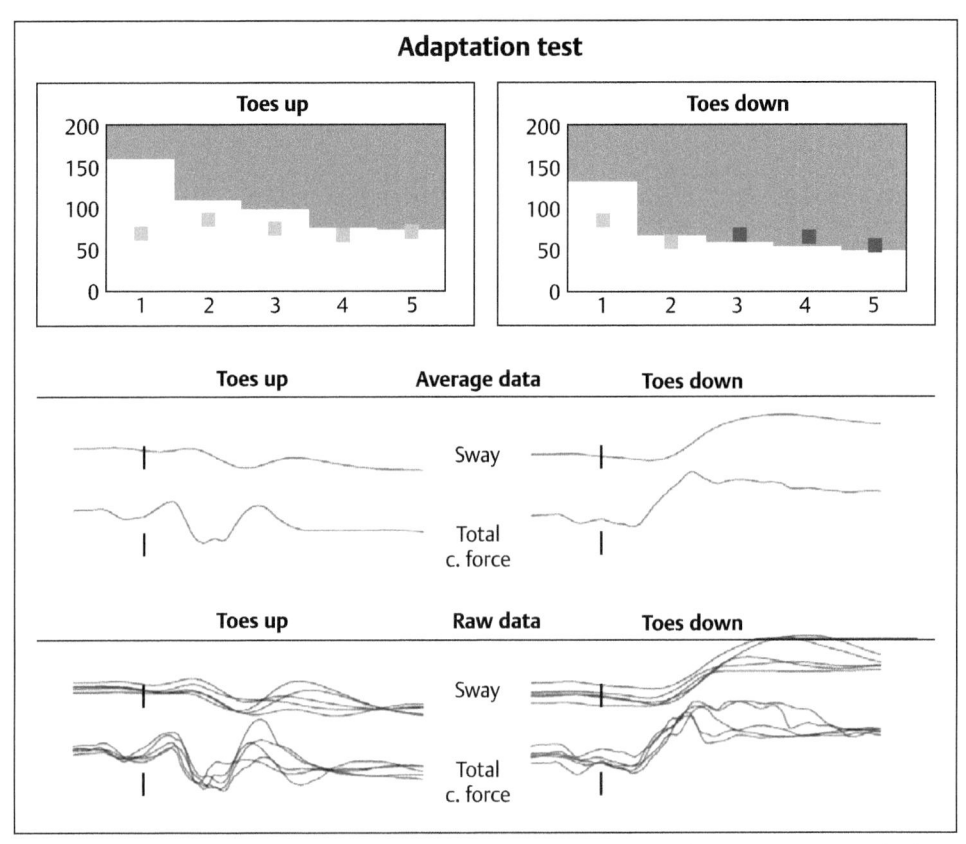

Fig. 9-8. Relatório do teste de adaptação. Os pequenos quadros em cinza claro representam resultados normais em cinco movimentos repentinos, e os em cinza escuro representam resultados anormais. (Cortesia: Interacoustics e Bertec.) – (Ver Vídeo 9-3)

CONSIDERAÇÕES FINAIS
A posturografia dinâmica computadorizada (PDC) utiliza diversos protocolos de testes independentes para avaliar objetivamente os principais componentes sensoriais e motores de equilíbrio. Todos os protocolos são baseados em princípios fisiológicos do equilíbrio humano. Alguns protocolos fornecem informações relativas à capacidade funcional do paciente dentro de uma variedade de tarefas da vida diária. Outros proporcionam informações que podem auxiliar a localizar a causa de um distúrbio do sistema de equilíbrio. A capacidade de identificar inconsistências entre resultados do teste é uma vantagem adicional na identificação de causas não fisiológicas de instabilidade, como ansiedade e exacerbação dos sintomas. Estudos experimentais com várias populações de indivíduos clinicamente normais indicam que a PDC pode fornecer resultados de teste confiáveis e reproduzíveis.

REFERÊNCIAS BIBLIOGRÁFICAS
1. Nashner LM. Clinical neurophysiology of vestibular compensation. In: Jacobson GP, Shepard NT, Barin K, Burkard RF, Janky K, McCaslin DL. (Eds.) Balance function assessment and management. 3rd ed. San Diego, CA: Plural Publishing; 2021. pp. 87-104.
2. Horak FB. Postural orientation and equilibrium: what do we know about neural control of balance to prevent falls? Age Ageing. 2006;35(S2):ii7-ii11.
3. Shepard NT, Telian SA. Practical Management of the Balance Disorder Patient. San Diego, CA: Singular Publishing Group, Inc; 1996. pp. 8-16, 129-56.
4. Nashner LM, Shepard NT. Computerized dynamic posturography: methodology and interpretations. In: Jacobson GP, Shepard NT, Barin K, Burkard RF, Janky K, McCaslin DL. (Eds.) Balance function assessment and management, 3rd ed. San Diego, CA: Plural Publishing; 2021. pp. 365-99.
5. Trueblood PR, Rivera M, Lopez C, Bentley C, Wubenhorst N. Age-based normative data for a computerized dynamic posturography system that uses a virtual visual surround environment. Acta Oto-Laryngologica. 2018;138(7):597-602.
6. Whipple R, Wolfson L, Derby C, Devender S, Tobin J. Altered sensory function and balance in older persons. J Gerontol. 1993;48:71-6.
7. Söhsten E, Bittar SM, Staab JP. Posturography profile of patients with persistent postural-perceptual dizziness on the sensory organization test. J Vestib Res. 2016;26:319-26.
8. Honaker JA, Janky KL, Patterson JN, Shepard NT. Modified head shake sensory organization test: sensitivity and specificity. Gait Posture. 2016;49:67-72.
9. NeuroCom Internation, Inc. Balance Manager Systems Clinical Interpretation Guide. Computerized Dynamic Posturography. D102559-00, pp. 1-166.
10. Ruckenstein MJ, Davis S. Postural control studies. In: Rapid interpretation of balance function tests. San Diego, CA: Plural Publishing; 2015. pp. 111-30.

CONSIDERAÇÕES GERAIS NA AVALIAÇÃO VESTIBULAR

CAPÍTULO 10

INTRODUÇÃO

A seleção dos testes de avaliação vestibular deve refletir e justificar a necessidade médica de prestar o diagnóstico e o planejamento do tratamento (Fig. 10-1). É necessário um histórico completo do caso (Capítulo 2) e um exame clínico (Capítulo 3) para guiar o processo de seleção de exames. Os testes vestibulares são então selecionados para apoiar hipóteses clínicas desenvolvidas durante a consulta inicial.[1]

Os testes objetivos auxiliam na diferenciação entre patologia periférica e central associada aos sintomas e sinais do paciente. A combinação de exames como: teste de impulso cefálico com vídeo (vHIT) (Capítulo 7), potenciais evocados miogênicos vestibulares (VEMPs) (Capítulo 8) e medidas vestibulares a partir da prova calórica (Capítulo 5) e provas rotatórias (Capítulo 6) permitem avaliação topográfica do sistema vestibular (Fig. 10-2). Finalmente, a inclusão da posturografia dinâmica computadorizada (Capítulo 9) permite quantificar a integração sensorial e as capacidades funcionais do paciente.

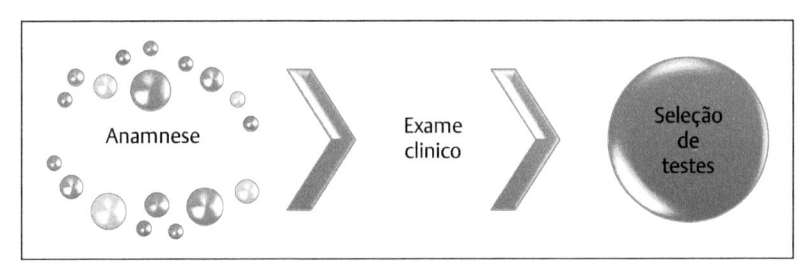

Fig. 10-1. Etapas da avaliação do paciente com tontura.

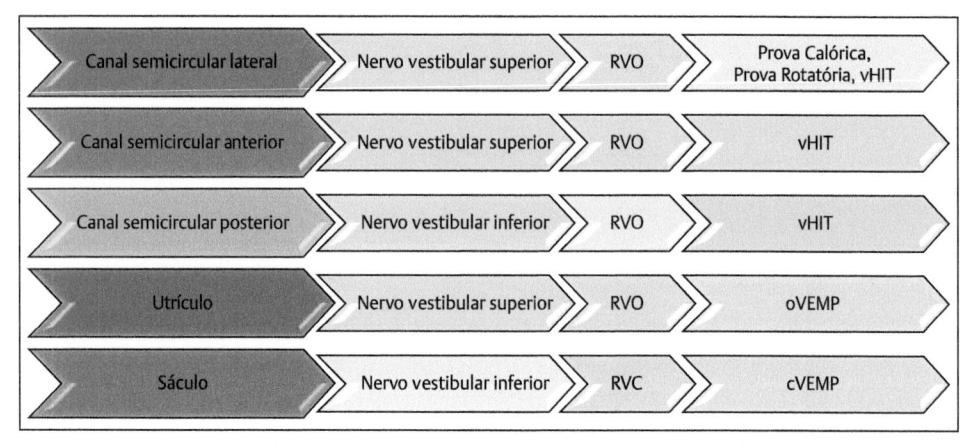

Canal semicircular lateral	Nervo vestibular superior	RVO	Prova Calórica, Prova Rotatória, vHIT
Canal semicircular anterior	Nervo vestibular superior	RVO	vHIT
Canal semicircular posterior	Nervo vestibular inferior	RVO	vHIT
Utrículo	Nervo vestibular superior	RVO	oVEMP
Sáculo	Nervo vestibular inferior	RVC	cVEMP

Fig. 10-2. Associação na avaliação de estruturas do sistema vestibular e seleção de testes (órgão, nervo, reflexo e teste). RVO: reflexo vestíbulo-ocular; RVC: reflexo vestibulocólico; vHIT: teste de impulso cefálico com vídeo; VEMP: potencial evocado miogênico vestibular.

AVALIAÇÃO VESTIBULAR: POPULAÇÃO GERIÁTRICA

As queixas de tontura e desequilíbrio podem estar associadas ao declínio sensorial relacionado com aumento da idade, polifarmácia, falta de condicionamento físico e outras comorbidades.[2,3]

Alterações relacionadas com função neurológica e cardiovascular também aumentam o risco de queda na população geriátrica. Lesões relacionadas com acidentes de queda encontram-se entre as 20 condições médicas de alto custo, com valor médio estimado em mais de 30.000 dólares.[4] A recuperação do paciente nunca é completa, podendo trazer consequências psicológicas (por exemplo, medo de cair), provocar uma diminuição ainda maior relacionada com a condição física do indivíduo e aumentar o risco de quedas futuras.

Um dos fatores associados a quedas autorreferidas é a perda auditiva (33%).[5] Esta associação (entre alteração no limiar auditivo e risco de queda) pode ser causada por patologia vestibular coexistente, uma vez que as estruturas se comunicam e o VIII nervo craniano é compartilhado entre estes dois sistemas. Além disso, a incidência de VPPB (Vertigem Posicional Paroxística Benigna) eleva-se substancialmente com o aumento da idade,[6] e as vestibulopatias podem colaborar para o risco de queda em idosos.[7] Recentemente definida pelo Comitê de Classificação de Distúrbios Vestibulares da Sociedade Bárány, a presbivestibulopatia (PVP) é uma "síndrome vestibular crônica caracterizada por instabilidade, distúrbios da marcha e/ou quedas recorrentes na presença de déficits vestibulares bilaterais leves".[8] Os achados durante a avaliação vestibular variam de valores normais a vestibulopatia bilateral.[8] A avaliação do paciente idoso com desequilíbrio e/ou quedas inclui, portanto, avaliação vestibular para monitorar a degeneração do sistema vestibular periférico associada ao envelhecimento. De acordo com a Sociedade Bárány, os seguintes critérios da Figura 10-3 devem ser preenchidos para o diagnóstico de PVP.

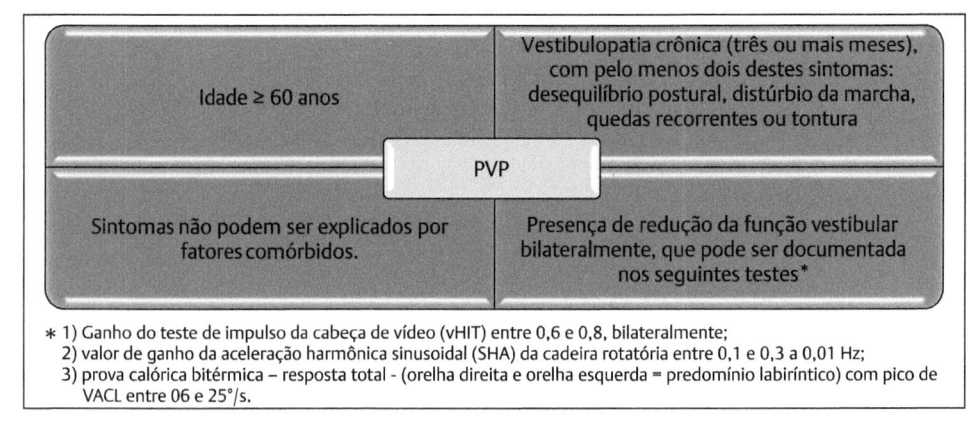

```
                                    ┌─────────────────────────────────────────┐
                                    │ Vestibulopatia crônica (três ou mais    │
                                    │ meses), com pelo menos dois destes      │
         Idade ≥ 60 anos            │ sintomas: desequilíbrio postural,       │
                                    │ distúrbio da marcha, quedas             │
                                    │ recorrentes ou tontura                  │
                                    └─────────────────────────────────────────┘
                                              ┌─────────┐
                                              │   PVP   │
                                              └─────────┘
   Sintomas não podem ser explicados por        Presença de redução da função vestibular
          fatores comórbidos.                   bilateralmente, que pode ser documentada
                                                      nos seguintes testes*
```

* 1) Ganho do teste de impulso da cabeça de vídeo (vHIT) entre 0,6 e 0,8, bilateralmente;
  2) valor de ganho da aceleração harmônica sinusoidal (SHA) da cadeira rotatória entre 0,1 e 0,3 a 0,01 Hz;
  3) prova calórica bitérmica – resposta total - (orelha direita e orelha esquerda = predomínio labiríntico) com pico de VACL entre 06 e 25°/s.

Fig. 10-3. Critérios para o diagnóstico de PVP.

COMPONENTES DA AVALIAÇÃO VESTIBULAR GERIÁTRICA

É importante um histórico detalhado combinado com inclusão de perguntas relacionadas com o risco de queda. De acordo com revisão sistemática recente, verificaram-se 15 perguntas que poderiam ser de risco de quedas. Os autores concluíram que nenhuma pergunta isolada poderia ser utilizada para prever uma queda; no entanto, cinco perguntas foram consideradas úteis para determinar a necessidade de testes adicionais para avaliação do paciente idoso (Fig. 10-4):[9]

Medidas adicionais para avaliar o risco de queda são simples e importantes de serem realizadas em pacientes idosos. O teste *Timed Up and Go Test* ou TUG[10] é simples de ser

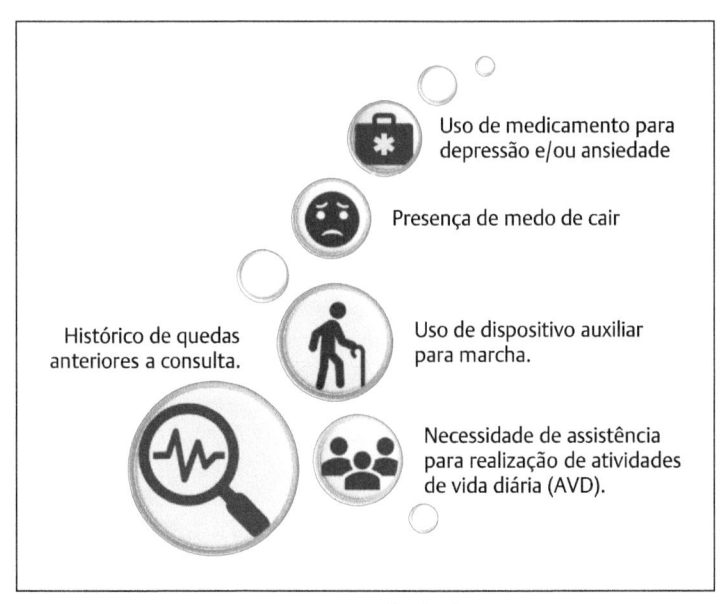

- Uso de medicamento para depressão e/ou ansiedade
- Presença de medo de cair
- Histórico de quedas anteriores a consulta.
- Uso de dispositivo auxiliar para marcha.
- Necessidade de assistência para realização de atividades de vida diária (AVD).

Fig. 10-4. Componentes essenciais na avaliação do paciente geriatra com queixa de tontura.

utilizado e avalia a mobilidade (equilíbrio estático e dinâmico). Verifica-se o tempo (em segundos) que um sujeito necessita para se levantar de uma poltrona/cadeira comum, caminhar 3 metros, vira-se e volta a sentar-se na cadeira. Indivíduos que necessitam mais de 12 segundos para concluir esta tarefa têm maior risco de queda.[4]

Os testes de posturografia dinâmica computadorizada (PDC) são recomendados para avaliar a integração entre os três sistemas sensoriais relacionados com equilíbrio e função motora (ver Capítulo 9). A realização de avaliação da presença ou não de VPPB é essencial em razão da alta incidência desta vestibulopatia na população geriátrica (ver Capítulo 4). Os testes como prova rotatória, irrigação calórica, vHIT (ver Capítulos 5, 6 e 7) e VEMP auxiliam, juntamente com os demais, para a avaliação. Salienta-se que a amplitude da resposta do VEMP é reduzida com o aumento da idade.[11] Para o VEMP, aconselha-se a utilização do teste nas frequências de 750 ou 1.000 Hz. Esta medida pode ser efetiva para o monitoramento do declínio da função otolítica em idosos (Capítulo 8). Finalmente, a avaliação do sistema oculomotor auxilia na identificação de alterações centrais (Capítulo 5).

AVALIAÇÃO VESTIBULAR: POPULAÇÃO PEDIÁTRICA

Vestibulopatias congênitas ou adquiridas podem afetar diretamente o desenvolvimento motor da criança.[12-14] Crianças com alterações vestibulares apresentam problemas específicos[15,16] como os exemplos apresentados na Figura 10-5.

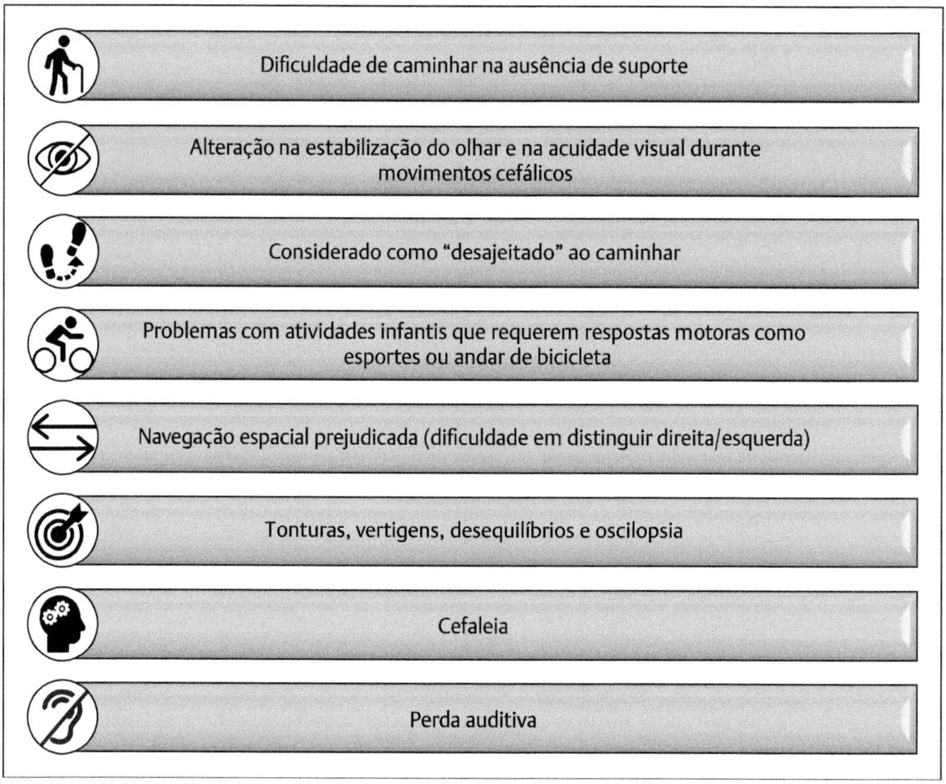

- Dificuldade de caminhar na ausência de suporte
- Alteração na estabilização do olhar e na acuidade visual durante movimentos cefálicos
- Considerado como "desajeitado" ao caminhar
- Problemas com atividades infantis que requerem respostas motoras como esportes ou andar de bicicleta
- Navegação espacial prejudicada (dificuldade em distinguir direita/esquerda)
- Tonturas, vertigens, desequilíbrios e oscilopsia
- Cefaleia
- Perda auditiva

Fig. 10-5. Problemas específicos apresentados por alterações vestibulares em crianças.

CONSIDERAÇÕES GERAIS NA AVALIAÇÃO VESTIBULAR

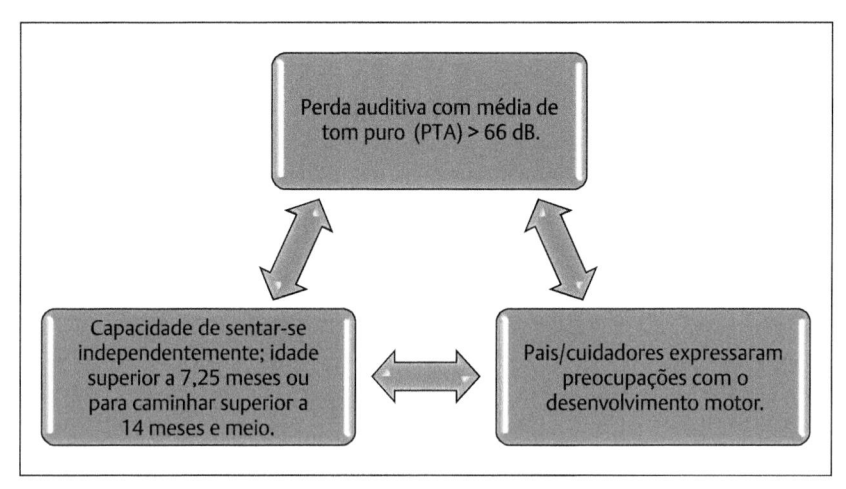

Fig. 10-6. Fatores indicativos de alterações vestibulares.

Atrasos na aquisição do controle da cabeça e na capacidade de ficar em pé e andar de forma independente estão intimamente relacionados com crianças com deficiência vestibular significativa.[17,18] Janky et al.[18] revisaram, retrospectivamente, crianças com perda auditiva que apresentavam comprometimento vestibular.[19] Verificou-se que é de extrema importância avaliar a criança quando estiverem presentes os fatores descritos na Figura 10-6.

Além de alterações auditivas estarem intimamente relacionadas com alterações vestibulares, há outro fator muito comum associado a vestibulopatias nesse período, a presença de cefaleia e VPPB na infância.[20] Os casos de enxaqueca apresentam episódios súbitos, embora breves, associados ou não à vertigem e com presença de náusea e vômito.

Testes que compõem a bateria da avaliação vestibular podem ser realizados na população pediátrica,[21] desde que se considere a maturação do sistema de equilíbrio. A capacidade de integrar totalmente os sistemas sensoriais para manter o equilíbrio corporal, auxiliando em tarefas como o controle postural, desenvolve-se lentamente e não se aproxima do desempenho do adulto até aproximadamente 15 anos de idade.[16] Os testes de avaliação oculomotora podem ser realizados em crianças, no entanto, o desempenho é variável em idades inferiores a 7 anos, potencialmente em decorrência de atenção à tarefa necessária à execução do mesmo. O reflexo vestíbulo-ocular (RVO) está presente ao nascer, porém, alguns testes podem ser desafiadores nessa população, como a prova calórica. Considerações associadas à maturação e fatores relacionados com o paciente (por exemplo, atenção, fadiga) devem ser observados em todos os pacientes pediátricos. Recomenda-se realizar o teste associado a atividades lúdicas que possam despertar o interesse de crianças com menos de 7 anos de idade.[16] Assim que diagnosticada a disfunção vestibular, deve-se iniciar o tratamento necessário com, por exemplo, reabilitação vestibular. A reabilitação vestibular auxilia na estabilização do olhar, no equilíbrio dinâmico e estático.[15]

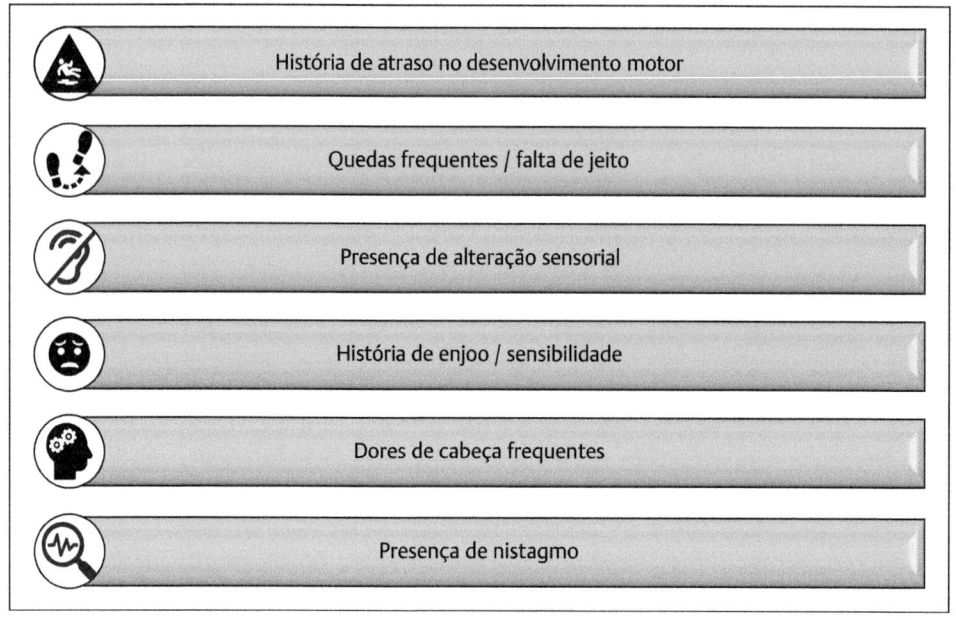

- História de atraso no desenvolvimento motor
- Quedas frequentes / falta de jeito
- Presença de alteração sensorial
- História de enjoo / sensibilidade
- Dores de cabeça frequentes
- Presença de nistagmo

Fig. 10-7. Componentes da avaliação vestibular pediátrica.

COMPONENTES DA AVALIAÇÃO VESTIBULAR PEDIÁTRICA

A primeira etapa é a anamnese. O padrão para coleta da história clínica do paciente pode ser encontrado no Capítulo 2, porém, pode-se considerar que na avaliação da população pediátrica há necessidade de adicionar perguntas associadas a atrasos no desenvolvimento motor, presença ou não de deficiências sensoriais, limitações funcionais e sintomas/sinais associados[22] (Fig. 10-7).

A avaliação clínica vestibular deve-se tornar, de certa forma, divertida (lúdica) para manter a atenção da criança na tarefa. O uso de adereços (por exemplo, adesivos, fantoches, vídeos e/ou uma máscara para remover as condições de fixação) pode ser um fator fundamental para manter a criança envolvida nas tarefas descritas no Capítulo 2.

O teste de controle postural (por exemplo, teste de organização sensorial da PDC) pode ser realizado em crianças a partir dos 3 anos de idade,[23] desde que os critérios de peso (≥ 13,5 quilogramas) sejam atendidos e o paciente se sinta confortável durante a avaliação. Deve-se relembrar que o desempenho da integração sensorial se aprimora com o avançar da idade, atingindo a maturidade por volta dos 15 anos.[23] Assim, crianças pequenas podem apresentar padrões de disfunção visual-vestibular (ver Capítulo 9) simplesmente por conta da ausência de maturação completa. Deve-se considerar a inclusão de testes que avaliem os órgãos otolíticos e os canais semicirculares uma vez que determinadas condições congênitas e adquiridas podem apresentar danos diferenciais relacionados com os órgãos que compõem o sistema vestibular.

As provas de cadeira rotatória são consideradas mais apropriadas para crianças, especialmente com idade inferior a 5 anos. Modificações como realizar as provas com a criança sentada no colo dos pais/responsáveis, uso de eletrodos, tarefas mentais relacionadas com músicas ou histórias infantis podem auxiliar na realização do teste. É importante recordar

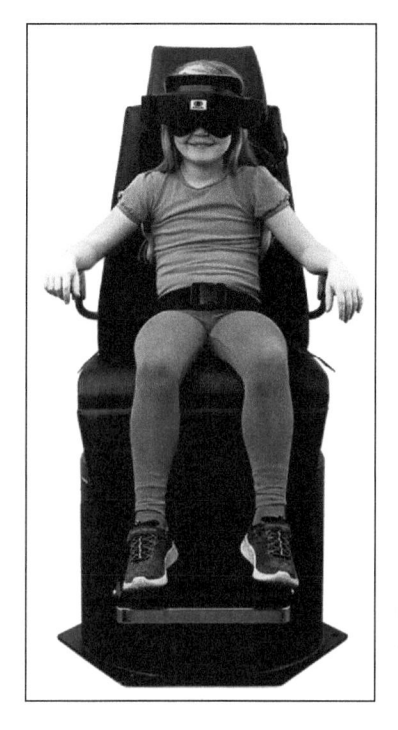

Fig. 10-8. Paciente pediátrico sendo avaliado por meio de provas rotatórias. (Cortesia: Interacoustics.)

que a prova rotatória não fornece informações específicas sobre o lado da lesão, uma vez que os dois labirintos serão estimulados ao mesmo tempo. (Fig. 10-8)

A realização da VNG/ENG pode ser executada em crianças com idade inferior a 5 anos (teste posicional); no entanto, a maioria dos subtestes deve ser reservada para crianças com mais de 5 anos de idade. Sugestões de modificações no procedimento de teste padrão incluem: uso de eletrodos (que devem ser demonstrados antes da colocação para a criança, colocando-os, por exemplo, em suas mãos ou demonstrando em si mesmo; caso utilize os óculos realize de forma que, ao cobrir os olhos, a tarefa realizada seja divertida e a criança se sinta segura; diferentes opções de estímulos visuais podem ser utilizadas nos testes oculomotores (por exemplo, avião) encontram-se disponíveis em equipamentos mais novos, mantendo o interesse do paciente durante a avaliação. No caso da prova calórica, considere realizar monotermal ou reduzir o tempo de irrigação, se necessário. Os VEMPs geralmente são bem tolerados pela população pediátrica e a utilização do VEMP ocular pode ser uma alternativa à estimulação calórica, uma vez que ambos avaliam a parte superior do nervo vestibular. Para realizar a contração muscular, sugere-se a utilização de fantoches, figuras ou vídeos. Importante enfatizar que antes da realização de qualquer exame, deve-se realizar, no mínimo, otoscopia e timpanometria.

As respostas de ganho no vHIT em crianças comparadas aos adultos são semelhantes;[18] no entanto, problemas como o ajuste dos óculos e a calibração adequada podem limitar o uso desse procedimento em crianças pequenas. Os artefatos precisam ser cuidadosamente considerados ao analisar os resultados (ver Capítulo 7 para obter mais detalhes). As modificações nos procedimentos-padrão podem incluir: orientações sobre os óculos, utilizar um alvo interessante para manter a fixação do olhar (figura ou vídeo), outra dica é solicitar que a criança descreva a figura ou o vídeo durante o teste (por exemplo, de que cor é o animal ou de quê personagem está vestindo).

CONSIDERAÇÕES FINAIS

A incidência de alterações no equilíbrio corporal em idosos pode estar associada ao próprio envelhecimento ou associada às doenças crônicas, trazendo prejuízo da capacidade funcional e da qualidade de vida.

Toda criança com suspeita de alteração vestibular deve ser avaliada. A presença de alterações vestibulares na infância não é tão rara como se supõe e seu diagnóstico é difícil e complexo em decorrência da diversidade de sintomas além da dificuldade para a criança referir e descrever a queixa. A avaliação é possível de ser realizada em qualquer criança, desde que seja adequada para a idade.

REFERÊNCIAS BIBLIOGRÁFICAS

1. Shepard NT, Telian SA. Practical management of the balanced disordered patient. San Diego, CA: Singular; 1996.
2. Harris MS, Barin K, Dodson EE. Dizziness in the elderly. In Kesser BW, Gleason T. (Eds.) Dizziness and vertigo across the lifespan. Saint Louis, MO: Elsevier; 2018. pp. 209-22.
3. Meldrum D, Hall CD. The aging vestibular system: implications for rehabilitation. In: Jacobson GP, Shepard NT, Barin K, Burkard RF, Janky K, McCaslin DL. (Eds.) Balance function assessment and management, 3rd Ed. San Diego, CA: Plural Publishing; 2021. pp. 577-96.
4. Centers for Disease Control and Prevention. Assessment Timed Up & Go (TUG). 2017. Disponível em: https://www.cdc.gov/steadi/pdf/TUG_Test-print.pdf.
5. Criter RE, Honaker JA. Falls in the audiology clinic: a pilot study. J Am Acad Audiol. 2013;24(10):1001-5.
6. Neuhauser HK, Lempert T. Vertigo: epidemiologic aspects. Semin Neurol. 2009;29(5):473-81.
7. Jacobson GP, McCaslin DL, Grantham SL, Piker EG. Significant vestibular system impairment is common in a cohort of elderly patients referred for assessment of falls risk. J Am Acad Audiol. 2008;19(10):799-807.
8. Agrawal Y, Van de Berg R, Wuyts F, Walther L, Magnusson M, Oh E, et al. Presbyvestibulopathy: Diagnostic criteria Consensus document of the classification committee of the Bárány Society. J Vestib Res. 2019;29(4):161-70.
9. Lusardi MM, Fritz S, Middleton A, Allison L, Wingood M, Phillips E, et al. Determining risk of falls in community dwelling older adults: a systematic review and meta-analysis using posttest probability. J Geriatr Phys Ther. 2017;40(1):1-36.
10. Podsiadlo D, Richardson S. The timed "Up & Go": a test of basic functional mobility for frail elderly persons. J Am Geriatr Soc. 1991;39(2):142-8.
11. Piker EG, Jacobson GP, Burkard RF, McCaslin DL, Hood LJ. Effects of age on the tuning of the cVEMP and oVEMP. Ear Hear. 2014;34(6):e65-73.
12. Janky KL, Thomas MLA, High RR, Schmid KK, Ogun A. Predictive factors for vestibular loss in children with hearing loss. Am J Audiol. 2018;27(1):137-46.
13. Maes L, De Kegel A, Van Waelvelde H, De Leenheer E, Van Hoecke H, Goderis J, et al. Comparison of the motor performance and vestibular function in infants with a congenital cytomegalovirus infection or a connexin 26 mutation: a preliminary study. Ear Hear. 2017;38(1):e49-e56.
14. Rine RM, Cornwall G, Gan K, LoCascio C, O'Hare T, Robinson E, et al. Evidence of progressive delay of motor development in children with sensorineural hearing loss and concurrent vestibular dysfunction. Percept Motor Skills. 2000;90(3 Pt 2):1101-12.
15. Christy JB. Vestibular balance therapy for children. In: Jacobson GP, Shepard NT, Barin K, Burkard RF, Janky K, McCaslin DL. (Eds.) Balance function assessment and management. 3rd ed. San Diego, CA: Plural Publishing; 2021. pp. 478-88.

16. Janky K, Shepard NT. Pediatric vestibular testing. In: Jacobson GP, Shepard NT, Barin K, Burkard RF, Janky K, McCaslin DL. (Eds.) Balance function assessment and management. 3rd ed. San Diego, CA: Plural Publishing; 2021. pp. 457-88.
17. Inoue A, Iwasaki S, Ushio M, Chihara Y, Fujimoto C, Egami N, et al. Effect of vestibular dysfunction on the development of gross motor function in children with profound hearing loss. Audiol Neurotol. 2013;18(3):143-51.
18. Janky KL, Patterson J, Shepard N, Thomas M, Barin K, Creutz T, et al. Video head impulse test (vHIT): The role of corrective saccades in identifying patients with vestibular loss. Otol Neurotol. 2018;39(4):467-73.
19. Janky KL, Givens D. Vestibular, visual acuity, and balance outcomes in children with cochlear implants: a preliminary report. Ear Hear. 2015;36(6):e364-72.
20. Davitt M, Delvecchio MT, Aronoff SC. The differential diagnosis of vertigo in children: a systematic review of 2726 cases. Pediatr Emerg Care. 2017.
21. Ciolek PJ, Kang E, Honaker JA, Woodson EA, Hopkins BS, Anne S. Pediatric vestibular testing: tolerability of test components in children. Int J Pediatr Otorhinolaryngol. 2018;113:29-33.
22. Jacobson GP, Piker EG, Roberts RA, McCaslin DL, Ramadan N. Topographical localization of vestibular system impairment. In: Jacobson GP, Shepard NT, Barin K, Burkard RF, Janky K, McCaslin DL. (Eds.) Balance function assessment and management. 3rd ed. San Diego, CA: Plural Publishing; 2021. pp. 597-616.
23. Hirabayashi S, Iwasaki Y. Developmental perspective of sensory organization on postural control. Brain Development. 1995;17(2):111-3.

GUIA PARA ELABORAÇÃO DE RELATÓRIOS E REFERÊNCIA MÉDICA

CAPÍTULO 11

INTRODUÇÃO

A Associação Americana de Fala/Linguagem e Audição (ASHA)[1] descreve os principais itens e componentes essenciais na documentação do paciente com tontura (Fig. 11-1).

Deve-se garantir que paciente/família/cuidador compreendam o diagnóstico, plano de tratamento e prognóstico do caso. Inclui-se na documentação qualquer aconselhamento ou educação fornecida, bem como a resposta do paciente/cuidador. Esclarecimentos devem ser fornecidos para qualquer decisão que modifique o plano prévio estabelecido.

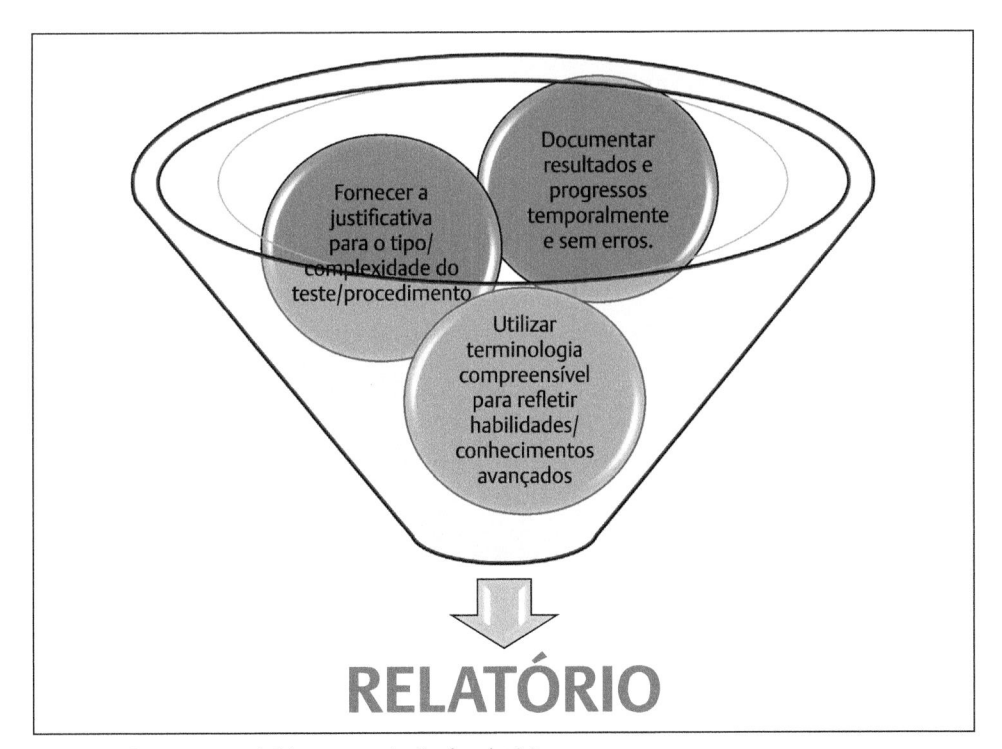

Fig. 11-1. Componentes básicos para criação de relatório.

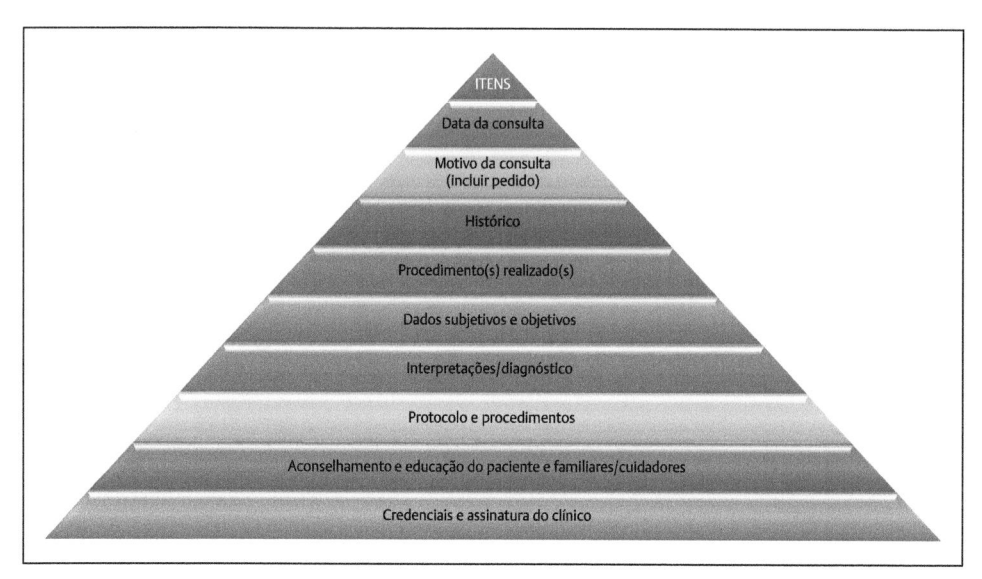

Fig. 11-2. Elementos e dados para documentação do paciente com tontura.

Finalmente, devem-se descrever aspectos relativos à alta ou à inclusão em um programa de reabilitação. Os componentes essenciais (itens) a serem incluídos pelo profissional de saúde são descritos na Figura 11-2.

IMPRESSÕES CLÍNICAS

O histórico médico, o caso clínico e os resultados dos testes realizados devem ser considerados ao escrever as impressões e realizar as recomendações, de acordo com a função de cada profissional de saúde e sua área de conhecimento.

Conforme afirmado por Shepard & Telian (1996),[2] "o histórico clínico e sua apresentação podem ser tão influentes quanto os próprios resultados".[2]

Deve-se criar uma declaração/documento com as impressões gerais sobre o resultado do exame vestibular: normal (completamente normal), parcialmente normal (presença de achados isolados) ou anormal (com base em anormalidades clinicamente significativas). O restante deve-se ater a detalhes relacionados com os achados clínicos e fornecer declarações de suporte para a causa geral dos sintomas do paciente. Resumindo, devem-se relacionar as evidências objetivas e subjetivas e, quando aplicável, incluir evidências da literatura científica (com as respectivas referências bibliográficas).

A interpretação isolada da história clínica e partes do exame vestibular podem resultar em possíveis erros/atrasos no gerenciamento do paciente.[2] Sugere-se como tópicos a serem respondidos ao documentar as impressões clínicas descritas na Figura 11-3.

1. Mencione se os sintomas e sinais do paciente estão relacionados a um distúrbio/disfunção vestibular.	• Se sim, esclarecer qual distúrbio. Se não for de natureza vestibular, apresente evidências em sua justificativa.
2. Caso haja indicação de envolvimento do sistema vestibular periférico ou central, forneça evidências de suporte para lado (direito ou esquerdo) e local (periférico ou central).	• Caso não haja evidências de uma lesão periférica, uma declaração geral poderá ser adicionada ao relatório como "nenhuma indicação objetiva de envolvimento do sistema vestibular periférico".
3. Se uma lesão periférica for sugerida, mencione se ocorreu ou não compensação vestibular central.	• Consulte material complementar sobre reabilitação vestibular.
4. Caso seja um caso de VPPB, identifique o lado e canal semicircular envolvido e forneça evidências de apoio. O mesmo para reabilitação vestibular.	• Por exemplo, qual manobra foi realizada, se houve repetição da manobra (se sim, quantas), se após o tratamento observou-se nistagmo ou sintomatologia residual. Se houve instruções de terapia e exercícios vestibulares para serem realizados em casa.
5. Indique se há alguma anormalidade no desempenho funcional e associe aos resultados dos testes objetivos.	• Controle postural, capacidade de andar, acuidade visual dinâmica
6. Verifique se há risco de quedas.	• Quais evidências suportam esta conclusão (desde o exame clínico, história prévia de quedas, entre outros).
7. Cite a existência de outras possíveis causas para os sintomas relatados pelo paciente.	• A tontura e o desequilíbrio geralmente têm causas multifatoriais que podem não ser interpretadas com base apenas em uma condição patológica. Inclua possíveis razões para esta consideração com base na história do paciente.
8. Encaminhamento(s).	• Caso necessário, justifique a necessidade de uma avaliação mais aprofundada e/ou a necessidade de consulta com outro especialista.

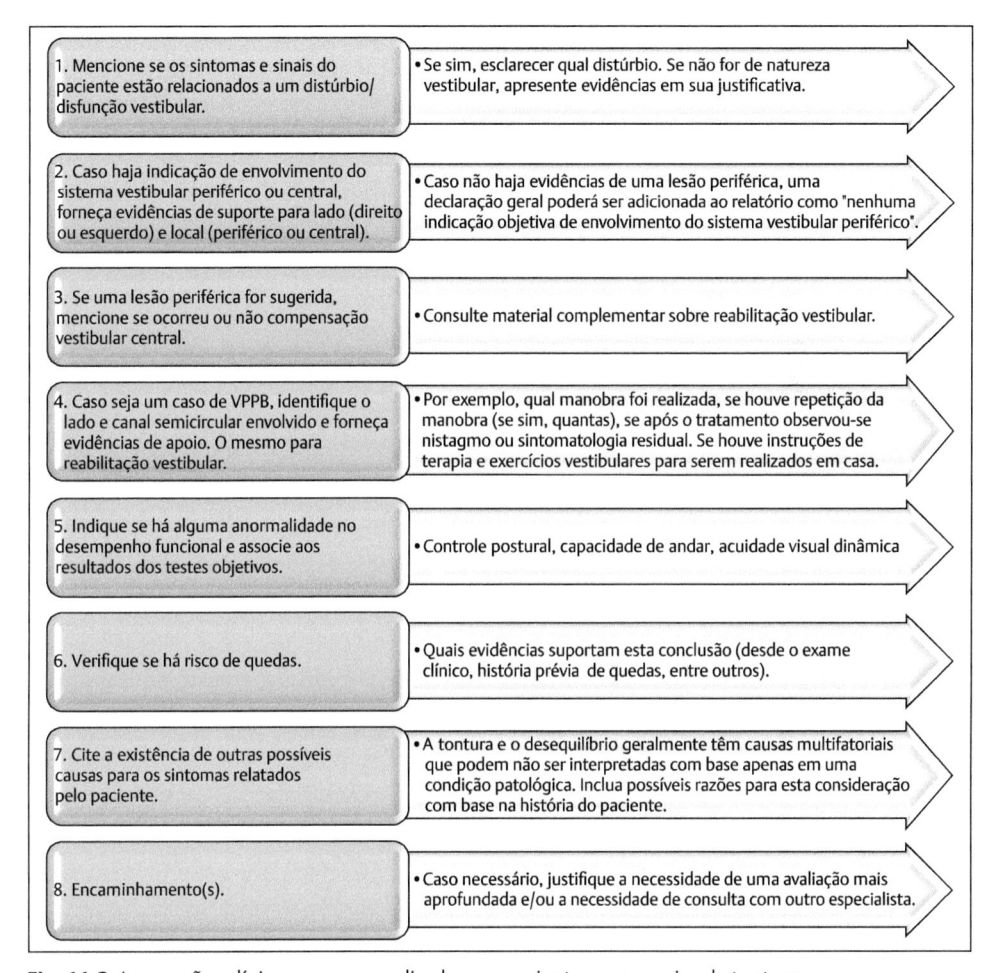

Fig. 11-3. Impressões clínicas a serem analisadas em pacientes com queixa de tontura.

RECOMENDAÇÕES E ENCAMINHAMENTO

O gerenciamento do paciente varia de acordo com características individuais, evolução dos sintomas e achados clínicos e diagnóstico (ver Apêndice).

O objetivo principal para pacientes com tontura ou vertigem aguda é descartar condições potencialmente fatais (por exemplo, cardiovasculares, neurológicas), estabilizar o paciente e proporcionar alívio dos sintomas (por exemplo, uso de supressores vestibulares).

A bateria de exames denominada H.I.N.T.S.[3] tem alta sensibilidade e especificidade para diferenciar causas centrais *versus* periféricas em casos agudos (Fig. 11-4).

Já para pacientes com tontura crônica ou recorrente, os fatores determinantes são descritos na Figura 11-5, de acordo com Shepard & Telian[2].

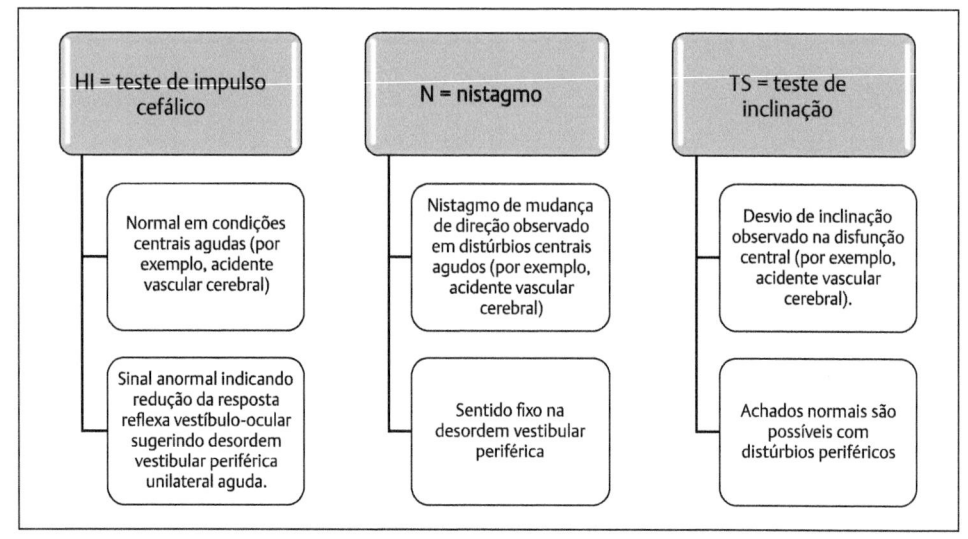

```
┌─────────────────────────┬─────────────────────────┬─────────────────────────┐
│  HI = teste de impulso  │      N = nistagmo       │    TS = teste de        │
│        cefálico         │                         │      inclinação         │
└───────────┬─────────────┴───────────┬─────────────┴───────────┬─────────────┘
            │                         │                         │
   Normal em condições       Nistagmo de mudança        Desvio de inclinação
   centrais agudas (por      de direção observado       observado na disfunção
   exemplo, acidente         em distúrbios centrais     central (por exemplo,
   vascular cerebral)        agudos (por exemplo,       acidente vascular
                             acidente vascular          cerebral).
                             cerebral)

   Sinal anormal indicando
   redução da resposta       Sentido fixo na            Achados normais são
   reflexa vestíbulo-ocular  desordem vestibular        possíveis com
   sugerindo desordem        periférica                 distúrbios periféricos
   vestibular periférica
   unilateral aguda.
```

Fig. 11-4. Bateria de exames (H.I.N.T.S.) para casos agudos.

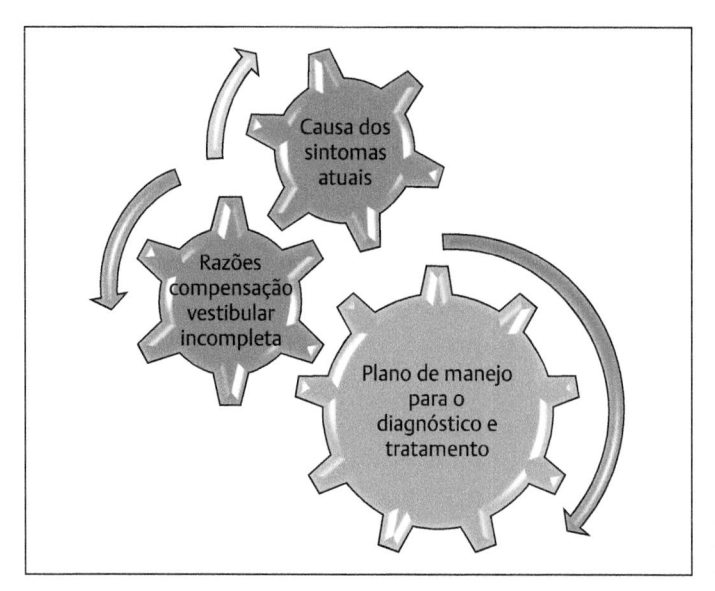

Fig. 11-5. Fatores determinantes para casos crônicos de tontura.

(Engrenagens: Causa dos sintomas atuais; Razões compensação vestibular incompleta; Plano de manejo para o diagnóstico e tratamento)

Considerando os fatores acima, o profissional de saúde verificará a necessidade de realizar encaminhamento e planejar as próximas etapas relacionadas com o diagnóstico e o tratamento. Na Figura 11-6 são descritos alguns exemplos de especialidades e possíveis achados que justifiquem o encaminhamento.

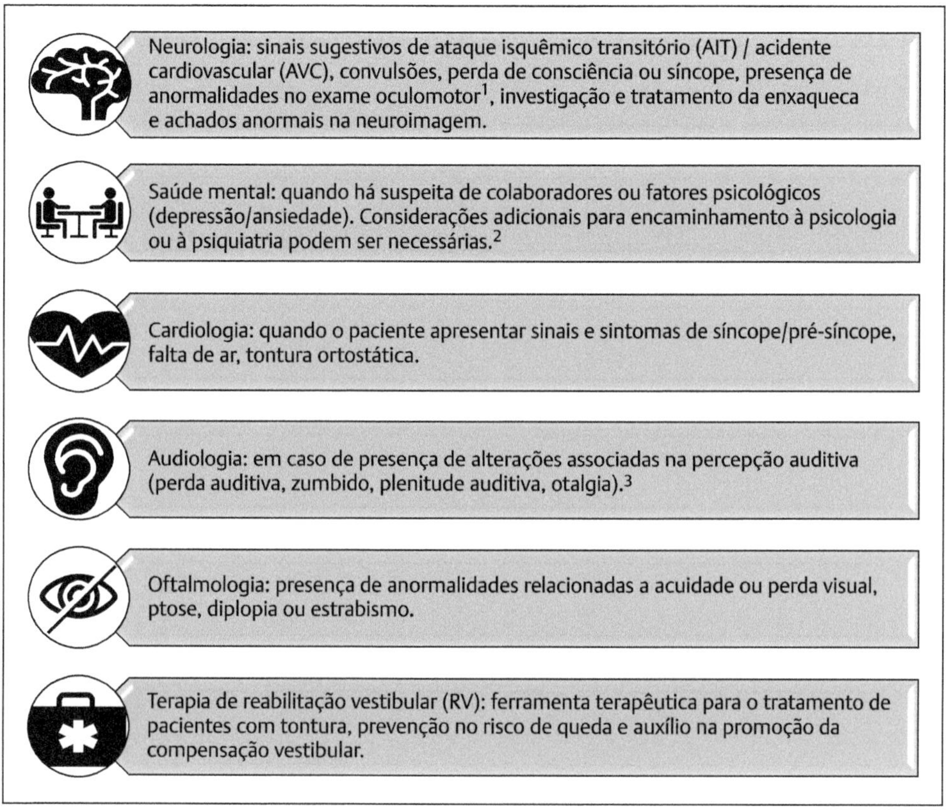

Neurologia: sinais sugestivos de ataque isquêmico transitório (AIT) / acidente cardiovascular (AVC), convulsões, perda de consciência ou síncope, presença de anormalidades no exame oculomotor[1], investigação e tratamento da enxaqueca e achados anormais na neuroimagem.

Saúde mental: quando há suspeita de colaboradores ou fatores psicológicos (depressão/ansiedade). Considerações adicionais para encaminhamento à psicologia ou à psiquiatria podem ser necessárias.[2]

Cardiologia: quando o paciente apresentar sinais e sintomas de síncope/pré-síncope, falta de ar, tontura ortostática.

Audiologia: em caso de presença de alterações associadas na percepção auditiva (perda auditiva, zumbido, plenitude auditiva, otalgia).[3]

Oftalmologia: presença de anormalidades relacionadas a acuidade ou perda visual, ptose, diplopia ou estrabismo.

Terapia de reabilitação vestibular (RV): ferramenta terapêutica para o tratamento de pacientes com tontura, prevenção no risco de queda e auxílio na promoção da compensação vestibular.

Fig. 11-6. Exemplos de especialidades.

CONCLUSÃO

A tontura é um sintoma incapacitante e inespecífico, comum na prática clínica. O principal desafio diante de um paciente com a queixa de tontura é a realização do diagnóstico (topográfico e etiológico) e a definição do plano terapêutico, uma vez que existem inúmeras patologias e situações clínicas que cursam com o sintoma, e cada uma requer abordagem e tratamento específicos. Para se ter êxito no tratamento, é fundamental o diagnóstico correto.

REFERÊNCIAS BIBLIOGRÁFICAS

1. American Speech-Language-Hearing Association (n.d.) Practice Portal: Professional Issues. Retrieved from: https://www.asha.org/Practice-Portal/Professional-Issues/
2. Shepard NT, Telian SA. Practical management of the balance disorder patient. San Diego, CA: Singular; 1996.
3. Kattah JC, Talkad AV, Wang DZ, Hsieh Y, Newman-Toker DE. H. I. N. T. S. to diagnosis stroke in the acute vestibular syndrome: three-step bedside oculomotor exam more sensitive than early MRI Ddiffusion-weighted imaging. Stroke. 2009;40(11):3504-10.

Material Complementar

TÓPICOS EM REABILITAÇÃO VESTIBULAR

INTRODUÇÃO

A reabilitação vestibular tem-se mostrado uma importante ferramenta no tratamento do paciente com desordens do equilíbrio, melhorando a competência na realização de atividades cotidianas e, por conseguinte, sua qualidade de vida. Os exercícios de reabilitação vestibular têm a atuação centrada em mecanismos centrais de neuroplasticidade, que é a capacidade de as células nervosas estabelecerem novas conexões sinápticas ampliando sua rede neural.

REABILITAÇÃO VESTIBULAR

A reabilitação vestibular (RV) é uma abordagem abrangente e individualizada utilizada para o tratamento dos sintomas causados pelos distúrbios do equilíbrio (Fig. 12-1). O objetivo é restaurar o equilíbrio, reduzir/eliminar os sintomas, melhorar o controle postural, deambulação e estabilidade visual para o retorno às atividades da vida diária.[1] A RV é um programa de referência e reabilitação orientado por sintomas (ver Tabela 12-1 para obter os critérios de candidatura).

> Prognóstico preservado para as seguintes condições: enxaqueca, declínio cognitivo, sensibilidade ao movimento, distúrbios centrais comórbidos, ansiedade ou depressão grave, distúrbios vestibulares instáveis/flutuantes (por exemplo, doença de Ménière), estilo de vida sedentário, medicamentos supressores do SNC e declínio sensorial.

Os objetivos gerais incluem: redução da sintomatologia, melhora da estabilidade corporal e aumento da força e resistência. Os exercícios originais foram desenvolvidos por Cawthorne (1944) e Cooksey (1946);[4,5] no entanto, atualmente as terapias são individualizadas para cada paciente, sendo incluído, na maioria das terapias, os exercícios descritos na Tabela 12-2.

Tabela 12-1. Candidatos à Reabilitação Vestibular com Base nos Sintomas e Distúrbios Vestibulares

Sintomas	Distúrbios vestibulares relacionados
Oscilopsia	VPPB
Vertigem posicional provocada	Alteração vestibular uni ou bilateral
História de quedas	Desequilíbrio no idoso
Medo de cair	Intolerância ao movimento/mal de desembarque
Controle postural prejudicado	Migrânea/migrânea vestibular
Marcha comprometida	Lesões centrais (tronco cerebral/cerebelo), doença de Parkinson
Sintomas exacerbados em decorrência de cenas visuais complexas	Tontura perceptual postural persistente (TPPD)
Fraqueza geral em força e resistência	Concussão
Dor ou restrições no movimento cervical	Tontura cervicogênica

Reabilitação vestibular com base nos sintomas do paciente e desordens vestibulares.[2,3]

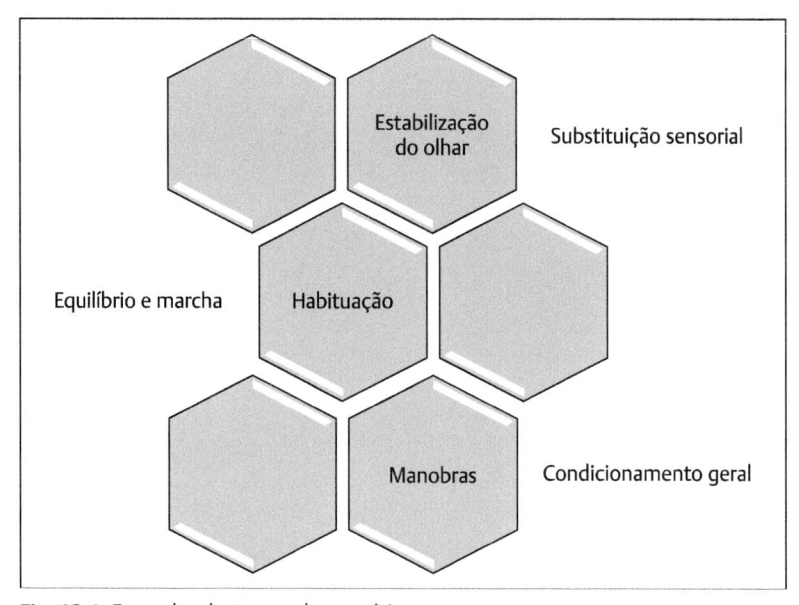

Fig. 12-1. Exemplos de grupos de exercícios.

Tabela 12-2. Programas de Reabilitação Vestibular: Objetivos e Exemplos de Exercícios[2,8,9]

Tipos	Objetivos	Exemplos	Paciente-alvo
Exercícios de estabilização visual	Reduzir a instabilidade visual com movimentos da cabeça. Melhore o ganho do RVO	Movimentos repetitivos da cabeça com foco no alvo estável ou em movimento. Movimentos repetitivos de olho e depois cefálicos entre dois alvos. Recordar a localização do alvo visual após os olhos fechados associando a movimento cefálico	Comprometimento uni ou bilateral. Distúrbios centrais. Lesão na cabeça/concussão. Migrânea vestibular. TPPP
Exercícios de habituação	Reduzir os sintomas pela exposição repetida a condições que produzem sensibilidade ao movimento da cabeça ou movimento em ambientes visuais complexos	Movimentos repetitivos com base no quociente de sensibilidade ao movimento[10] para reduzir as queixas dos sintomas	Comprometimento uni ou bilateral. Distúrbios centrais. Lesão na cabeça/concussão. Migrânea vestibular. TPPP
Exercícios de substituição sensorial	Desafiar, de modo geral, o equilíbrio corporal para substituir a função vestibular ou outras funções sensoriais inadequadas	Exercícios de estabilidade postural. Exercícios de coordenação mão/olho. Exercícios oculomotores (rastreio ou sacadas). Estratégias compensatórias	Perda vestibular unilateral ou bilateral. Distúrbios centrais. Desequilíbrio do envelhecimento
Exercícios de equilíbrio e marcha.	Melhorar o funcionamento durante as atividades da vida diária	Exercícios de equilíbrio em pé progredindo para movimentos suaves fora da base de apoio. Programa de caminhada em ambientes seguros, mudança para ambientes mais desafiadores (supermercado)	Desequilíbrio do envelhecimento. TPPP. Distúrbios centrais. VPPB. Lesão na cabeça/concussão
Exercícios gerais de condicionamento	Fortalecer os músculos fracos	Exercícios visando à força dos membros inferiores	Migrânea Distúrbios centrais. Uni ou bilateral

COMPENSAÇÃO VESTIBULAR

A compensação vestibular resulta no alívio dos sintomas, desde que a lesão seja estável e o paciente seja capaz de atingir um estilo de vida ativo. Curthoys & Halmagyi (2014)[11] e Furman & Whitney (2016)[12] descrevem os seguintes motivos para uma compensação insuficiente:

- Lesão periférica ou central instável.
- Doenças degenerativas.
- Distúrbios cardiovasculares ou ortostáticos.
- Desordem autoimune do ouvido interno.
- Disfunção multissensorial.
- Lesões ou distúrbios no pescoço ou nas costas.
- Ansiedade ou depressão associada.
- Problemas visuais que limitam as respostas de adaptação do VOR (por exemplo, uso de lentes multifocais, problemas de acomodação causado por distúrbios visuais).
- Medicamentos (por exemplo, uso prolongado de medicamentos antitontura ou outro supressor medicamentoso).
- Diminuição da função sensorial e motora em razão do processo de envelhecimento.
- Altas expectativas do paciente nos resultados da recuperação.
- Estilo de vida sedentário.

> Uma recaída na compensação vestibular (isto é, descompensação) pode ocorrer em decorrência de vários fatores, incluindo alterações nos medicamentos, doenças ou períodos de inatividade.[13] A descompensação resulta em sintomas e sinais semelhantes aos do comprometimento vestibular unilateral anterior. É necessária uma história de caso completa do paciente para diferenciar sintomas episódicos *versus* recidiva em razão da descompensação.

COMPENSAÇÃO ESTÁTICA

A fase estática é incitada pela atividade neural assimétrica entre os sistemas vestibulares. Observam-se sintomas de vertigem (rotação em direção à orelha intacta/contralateral), náusea e sinais de nistagmo vestibular espontâneo (com diminuição na presença de fixação visual). Através do reequilíbrio tônico da atividade neural em repouso dentro dos núcleos vestibulares, os sintomas são reduzidos 1 a 3 dias após o incidente.[13] A compensação vestibular ocorre naturalmente após insultos vestibulares e é a base da terapia de reabilitação vestibular. Os estágios de compensação são ativados em decorrência das diferenças assimétricas na atividade neural que progridem de estática para dinâmica. O processo de compensação requer alteração neuronal no núcleo do cerebelo e tronco cerebral em resposta a conflitos sensoriais produzidos pela patologia vestibular central e periférica.[14]

A compensação estática ocorre primeiro após o comprometimento vestibular e resulta na cessação dos sintomas/sinais com a cabeça imóvel, mas não com movimentos dinâmicos da cabeça e do corpo. A exposição repetida a sinais de erro (por exemplo, deslizamento da retina) é necessária para progredir por meio da compensação dinâmica, o que leva à reprogramação dos movimentos oculares compensatórios e ao controle postural aprimorado.[13,15]

Segundo Barin (2021)[14] e Shepard & Telian (1996),[13] cada estágio apresenta características únicas do paciente (Fig. 12-2).

- **COMPENSAÇÃO ESTÁTICA**

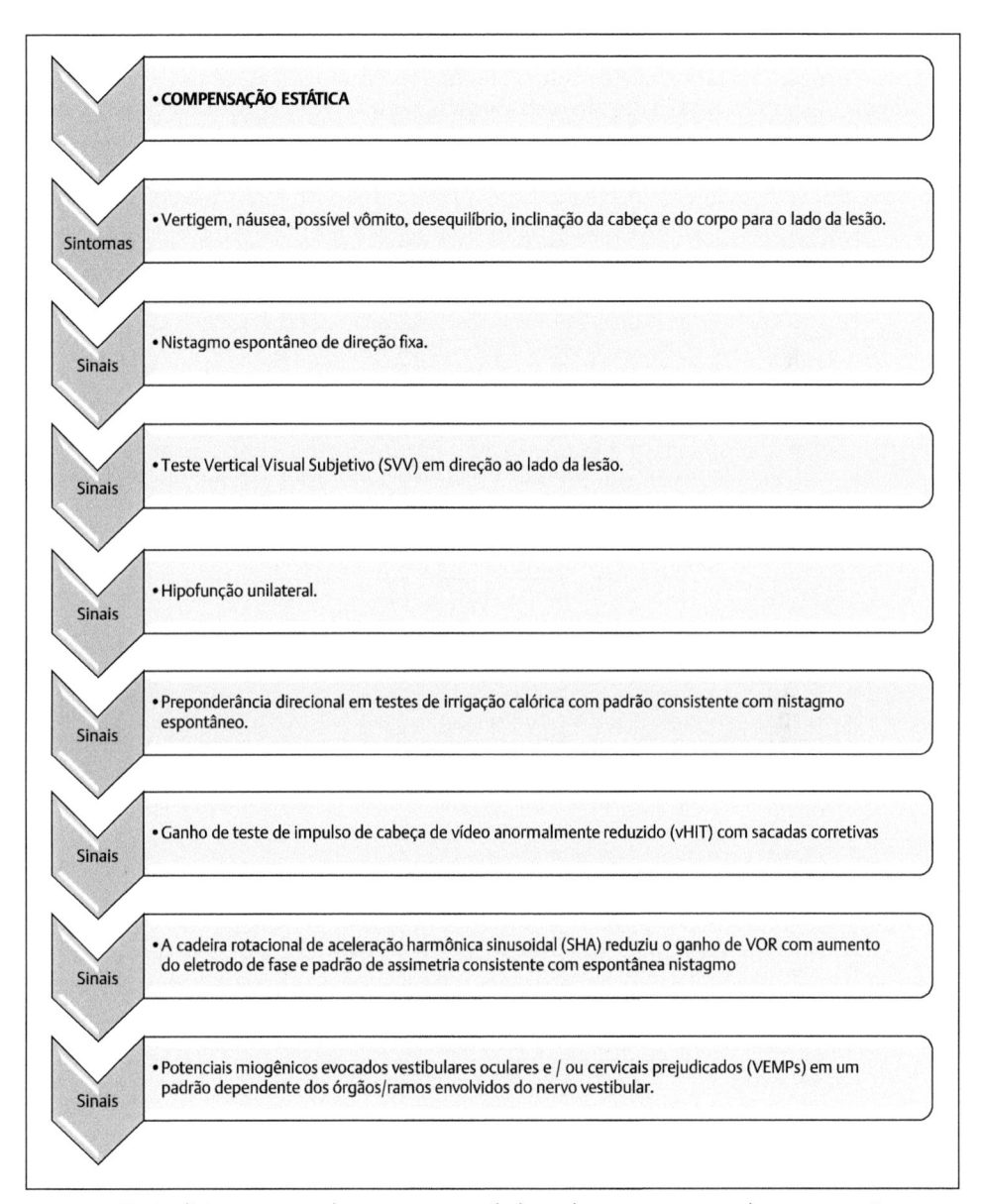

Sintomas
- Vertigem, náusea, possível vômito, desequilíbrio, inclinação da cabeça e do corpo para o lado da lesão.

Sinais
- Nistagmo espontâneo de direção fixa.

Sinais
- Teste Vertical Visual Subjetivo (SVV) em direção ao lado da lesão.

Sinais
- Hipofunção unilateral.

Sinais
- Preponderância direcional em testes de irrigação calórica com padrão consistente com nistagmo espontâneo.

Sinais
- Ganho de teste de impulso de cabeça de vídeo anormalmente reduzido (vHIT) com sacadas corretivas

Sinais
- A cadeira rotacional de aceleração harmônica sinusoidal (SHA) reduziu o ganho de VOR com aumento do eletrodo de fase e padrão de assimetria consistente com espontânea nistagmo

Sinais
- Potenciais miogênicos evocados vestibulares oculares e / ou cervicais prejudicados (VEMPs) em um padrão dependente dos órgãos/ramos envolvidos do nervo vestibular.

Fig. 12-2. Sinais clínicos encontrados em testes vestibulares durante o processo de compensação estática.

COMPENSAÇÃO DINÂMICA

Após a compensação estática, os pacientes geralmente continuam relatando desequilíbrio e vertigem consideráveis nos movimentos da cabeça e do corpo. A fase de compensação dinâmica é mais lenta e requer exposição repetida a sinais de erro (por exemplo, deslizamento da retina ou instabilidade de imagens na retina durante os movimentos da cabeça) para reprogramar movimentos oculares compensatórios apropriados e controle postural[13,15] (Fig. 12-3).

> Sinais clínicos de disfunção vestibular periférica (por exemplo, fraqueza unilateral calórica, ganho vHIT reduzido, respostas anormais ao VEMP) são aparentes mesmo durante a fase de compensação dinâmica; no entanto, a presença de sacadas corretivas adicionais pode ser indicada durante o teste vHIT.

Existem várias características principais e alterações neurofisiológicas que são essenciais ao processo de compensação dinâmica (Fig. 12-4):

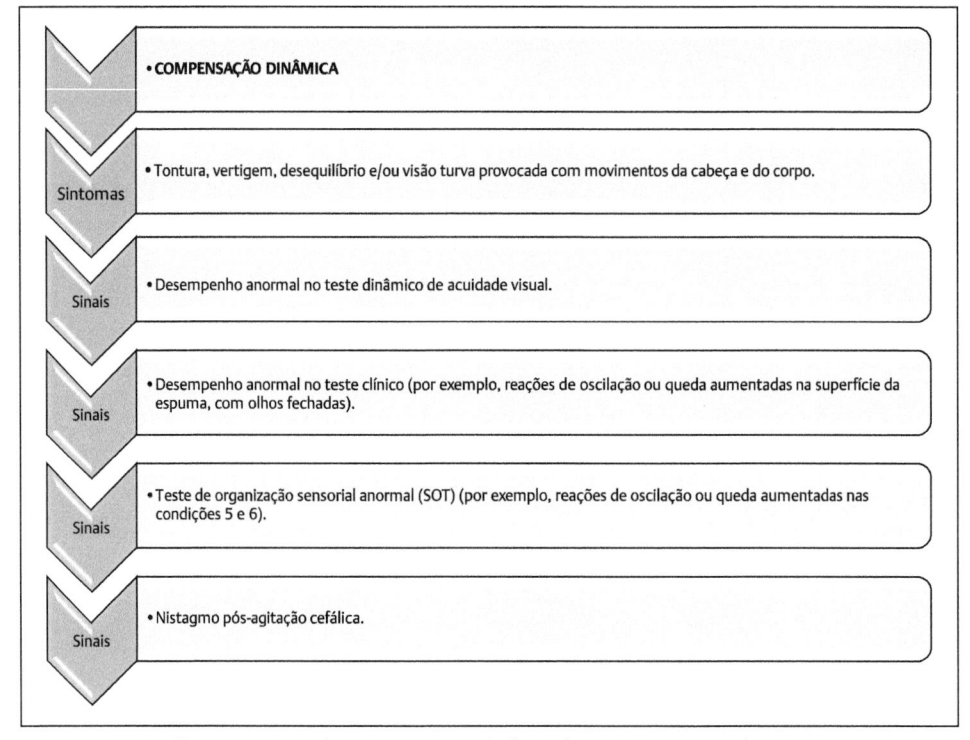

- **COMPENSAÇÃO DINÂMICA**
- **Sintomas**: Tontura, vertigem, desequilíbrio e/ou visão turva provocada com movimentos da cabeça e do corpo.
- **Sinais**: Desempenho anormal no teste dinâmico de acuidade visual.
- **Sinais**: Desempenho anormal no teste clínico (por exemplo, reações de oscilação ou queda aumentadas na superfície da espuma, com olhos fechadas).
- **Sinais**: Teste de organização sensorial anormal (SOT) (por exemplo, reações de oscilação ou queda aumentadas nas condições 5 e 6).
- **Sinais**: Nistagmo pós-agitação cefálica.

Fig. 12-3. Sinais clínicos encontrados em testes vestibulares durante o processo de compensação dinâmica.

ADAPTAÇÃO: Exposição repetida a estímulos conflitantes em diferentes condições de facilitar a adaptação do SNC através do tronco cerebral e das vias cerebelares (Shelhamer, Tiliket, Roberts, Kramer e Zee, 1994).

HABITUAÇÃO: A redução neurofisiológica na resposta a um estímulo desencadeante (por exemplo, movimento da cabeça ou do corpo) ocorre com a exposição repetida do estímulo desencadeante.

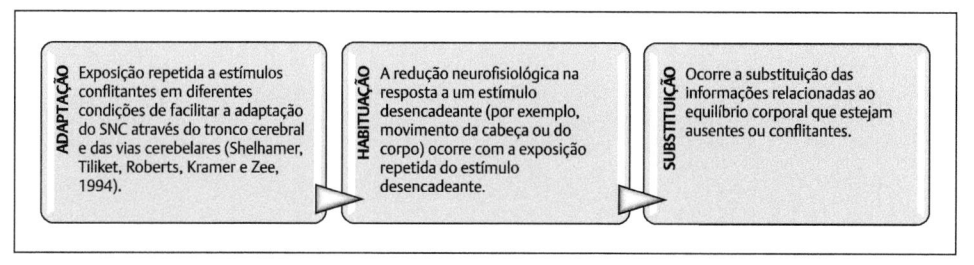

SUBSTITUIÇÃO: Ocorre a substituição das informações relacionadas ao equilíbrio corporal que estejam ausentes ou conflitantes.

Fig. 12-4. Processos de adaptação, habituação e substituição durante a compensação vestibular.

CONSIDERAÇÕES FINAIS

A reabilitação vestibular tem-se tornado amplamente utilizada no tratamento de pacientes com tontura, desequilíbrio e instabilidade na marcha. A compensação vestibular inicia-se em resposta à disfunção vestibular. Existem duas fases principais de compensação: estática e dinâmica. Novas tecnologias têm sido incorporadas a essa terapia, como por exemplo, a realidade virtual e equipamentos de *feedback* para o paciente (vibrotátil, galvânico, entre outros).

REFERÊNCIAS BIBLIOGRÁFICAS

1. Hall CD, Cox LC. The role of vestibular rehabilitation in the balance disorder patient. Otolaryngol Clin North Am. 2009;42(1):161-9.
2. Whitney SL, Alghadir AH, Anwer S. Recent evidence about the effectiveness of vestibular rehabilitation. Curr Treat Options Neurol. 2016;18(3):13.
3. Whitney SL, Furman JM. Vestibular rehabilitation. In: Jacobson GP, Shepard NT. (Ed.) Balance function assessment and management. 2nd ed. San Diego, CA: Plural; 2016. pp. 753-92.
4. Cawthorne T. The physiological basis for head exercises. J Char Soc Physiother. 1944;3:106-7.
5. Cooksey FS. Rehabilitation in vestibular injuries. Proc R Soc Med. 1946;39(5):273-8.
6. Shepard NT, Telian SA. Programmatic vestibular rehabilitation. Otolaryngol Head Neck Surg. 1995;112:173-82.
7. Hall CD, Herdman SJ, Whitney SL, Cass SP, Clendaniel RA, Fife TD, et al. Vestibular rehabilitation for peripheral vestibular hypofunction: an evidence-based clinical practice guideline. J Neurol Phys Ther. 2016;40:124-55.
8. Herdman SJ, Whitney SL. Physical therapy treatment of vestibular hypofunction. In: Herdman SJ, Clendaniel RA. (Eds.) Vestibular rehabilitation, 4th ed. Philadelphia: FA Davis Co; 2014. pp. 394-431.
9. Herdman SJ, Clendaniel RA. Physical therapy management of bilateral vestibular hypofunction and loss. In: Herdman SJ, Clendaniel RA. (Ed.) Vestibular rehabilitation. 4th ed. Philadelphia: FA Davis Co; 2014. pp. 432-56.
10. Smith-Wheelock M, Shepard NT, Telian SA. Physical therapy program for vestibular rehabilitation. Am J Otol. 1991;12(3):218-25.
11. Curthoys IS. Vestibular compensation and substitution. Curr Opin Neurol. 2000;13(1):27-30.
12. Furman JM, Whitney SL. Neurologic origins of dizziness and vertigo. In: Jacobson GP, Shepard NT. (Eds.) Balance function assessment and management. 2nd ed. San Diego, CA: Plural; 2016. pp. 719-28.
13. Shepard NT, Telian SA. Practical management of the balance disorder patient. San Diego, CA: Singular. 1996.
14. Barin K. Clinical neurophysiology of vestibular compensation. In: Jacobson GP, Shepard NT, Barin K, Burkard RF, Janky K, McCaslin DL. (Eds.) Balance function assessment and management. 3rd ed. San Diego, CA: Plural; 2021. pp. 105-24.
15. Demer JL, Honrubia V, Baloh RW. Dynamic visual acuity: a test for oscillopsia and vestibulo ocular reflex function. Am J Otol. 1994;15(3):340-7.

MANOBRAS DE REPOSIÇÃO

INTRODUÇÃO

Para o tratamento de pacientes com diagnóstico de VPPB (Vertigem Posicional Paroxística Benigna), são selecionadas manobras de reposição de acordo com o canal semicircular afetado; como a de Brandt-Daroff, a manobra liberatória de Semont e o reposicionamento canalicular de Epley (e suas variantes) para canais verticais, e a manobra de Lempert para canais horizontais (laterais). O objetivo principal das manobras é reposicionar os otolíticos no canal semicircular de volta ao utrículo.[1]

TRATAMENTO DO CANAL SEMICIRCULAR VERTICAL

Quando a VPPB do canal vertical é identificada, o terapeuta deve selecionar a manobra de reposicionamento apropriada com base no canal semicircular envolvido e as características e limitações do paciente. A manobra padrão ouro para a VPPB de canal vertical é a manobra de Epley,[2] que possui cinco estágios de posições gravitacionais para locomoção da otocônia (Fig. 13-1). É importante salientar que existem diversas variantes da manobra de Epley.

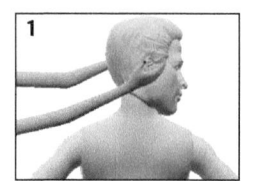

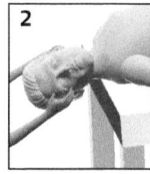

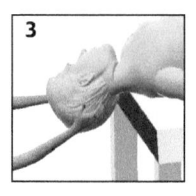

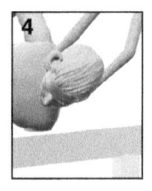

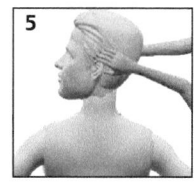

Fig. 13-1. Manobra de Epley para VPPB do canal posterior direito. *1.* O paciente está sentado com a cabeça virada 45° para a direita. O examinador fica ao lado do paciente ou à frente da maca. *2.* O examinador move rapidamente o paciente para uma posição supina, e o paciente é colocado com a cabeça estendida para baixo e para a direita. O paciente é mantido nessa posição até que os sintomas e o nistagmo desapareçam. *3.* O clínico gira a cabeça do paciente da direita para a esquerda, mantendo o ângulo de 45°. O paciente permanece na posição até que os sintomas/nistagmo cessem. *4.* O clínico auxilia o paciente no lado esquerdo, com o queixo do paciente em direção ao ombro esquerdo. O paciente permanece na posição até que os sintomas/nistagmo parem. *5.* Finalmente, o clínico auxilia o paciente a voltar à posição sentada, mantendo a cabeça do paciente virada para o ombro esquerdo. Uma vez na posição final, o clínico gira a cabeça do paciente de volta ao centro. É importante solicitar que o paciente permaneça com os olhos abertos durante toda a manobra (Ver Vídeo 13-1).

A manobra de Semont[3] é uma alternativa à manobra de Epley e pode ser utilizada para a VPPB do canal posterior ou anterior (Fig. 13-2).

> Para o tratamento da VPPB do canal anterior direito com a manobra de Brand-Darroff, comece com a cabeça do paciente voltada para a orelha direita. O paciente é movido para o lado direito (nariz em direção à mesa) e rapidamente movido para cima e para o lado esquerdo (nariz em direção ao teto). Os olhos do paciente devem permanecer abertos durante toda a manobra.

Yacovino *et al.* (2009)[4] propuseram uma manobra para tratamento de VPPB do canal anterior. Nesta manobra, o paciente é deitado na maca com a cabeça pendente e inclinada para trás (*deep head hanging position*) com o objetivo de inverter o canal anterior permitindo que as otocônias se movimentem para o topo do canal. Dessa posição, a cabeça é fletida e, posteriormente, o paciente é colocado novamente na posição sentada para o deslocamento das otocônias em direção ao vestíbulo.

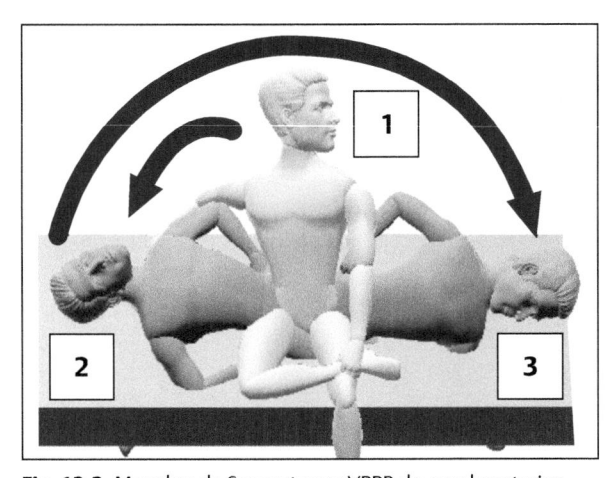

Fig. 13-2. Manobra de Semont para VPPB do canal posterior direito. *1.* Inicia-se com o paciente sentado na maca com a cabeça posicionada 45° para a esquerda (lado contrário àquele em tratamento). *2.* O clínico move o paciente rapidamente para o lado direito, com o nariz voltado para o teto. O paciente permanece nessa posição até que os sintomas/nistagmo parem. *3.* O examinador move rapidamente o paciente de volta para o lado esquerdo, com o nariz voltado para a mesa. Novamente, o paciente permanece nessa posição até que os sintomas/nistagmo desapareçam. Mantendo a cabeça a 45° para a esquerda, o paciente é trazido de volta à posição sentada e a cabeça retorna de volta ao centro.

CONSIDERAÇÕES NO TRATAMENTO DA VPPB DE CANAL VERTICAL

- Manter a posição correta da cabeça durante todas as etapas na realização da manobra é fundamental para resultados bem-sucedidos.[5]
- O padrão de nistagmo deve ser observado em todos os passos da manobra e deve permanecer o mesmo durante todo o período de tratamento.
- O paciente deve ser informado dos sintomas provocados durante a realização da manobra, incluindo vertigem, náusea, vômito e sensações de queda: o desequilíbrio pode persistir mesmo após o tratamento bem-sucedido.[6]
- Independentemente do tipo de manobra realizada, restrições pós-procedimento não são recomendadas,[6] e procedimentos repetidos de tratamento podem ser realizados na mesma sessão de tratamento, caso necessário.[5]
- Após o tratamento, o paciente deve ser aconselhado sobre a patologia e a potencial chance de recorrência dos sintomas.
- Testes vestibulares podem ser necessários em casos de VPPB recorrentes ou difíceis de tratar para promover uma investigação mais profunda da causa.[6]
- Exercícios de habituação (por exemplo, exercícios de Brandt-Daroff) podem ser utilizados como uma abordagem de tratamento para casos de difícil gerenciamento.[7] Os exercícios de Brandt-Daroff consistem em cinco posições diferentes:
  1) O paciente está sentado na mesa de exame ou na cama na posição vertical.
  2) O paciente, então, se move para uma posição deitada de lado, mantendo a cabeça em um ângulo de 45° olhando no teto.
  3) Após 30 segundos, o paciente retorna à posição vertical.
  4) O paciente, então, se move para uma posição deitada do lado oposto, mantendo novamente cabeça em um ângulo de 45°/olhando em direção ao teto.
  5) Após 30 segundos, o paciente volta novamente à posição vertical. Esse ciclo de cinco etapas pode ser repetido várias vezes (por exemplo, cinco ciclos) em uma sessão, mais de 3 sessões por dia até que os sintomas se resolvam.

TRATAMENTO DO CANAL SEMICIRCULAR LATERAL

O nistagmo característico da VPPB de canal lateral é puramente horizontal e muda de direção quando a cabeça do paciente é girada de um lado para o outro na posição supina (*direction-changing paroxysmal positional nystagmus*) e, geralmente, possui intensidade maior para um dos lados. O primeiro passo, por meio da manobra de Pagnini McClure, é determinar se o nistagmo é geotrópico ou ageotrópico.

Para o tratamento, várias são as manobras disponíveis e descritas para tratar VPPB de canal lateral. As manobras de tratamento podem ser para ambos os casos de nistagmo geotrópico e apogeotrópico. As diretrizes atuais relacionadas com a prática clínica da VPPB[6] descrevem duas manobras de tratamento recomendadas para esta patologia. No caso de VPPB de canal horizontal com nistagmo do tipo geotrópico: a manobra de "churrasco" ou Lempert[9,10] (Fig. 13-3) e a Manobra de Gufoni Geotrópica podem ser utilizadas. Para cupulolitíase horizontal recomenda-se a manobra apogeotrópica de Gufoni.[11]

Para realização da manobra geotrópica de Gufoni para canal horizontal direito do tipo canalitíase, devem-se seguir as etapas:

1. O paciente senta-se à maca de exame com a cabeça em posição neutra (centro).
2. O examinador move rapidamente o paciente para o lado não afetado (lado esquerdo), mantendo a cabeça e o corpo do paciente no mesmo plano. O paciente permanece nesta posição por aproximadamente 30 segundos.
3. A cabeça do paciente é rapidamente girada 45° (nariz para o chão). O paciente é mantido nessa posição por mais de 2 minutos.
4. Finalmente, o clínico auxilia o paciente na posição sentada, mantendo a cabeça do paciente virada para o ombro esquerdo. Uma vez na posição final, o clínico gira a cabeça do paciente de volta ao centro.

> A manobra apogeotrópica de Gufoni é usada para a VPPB de canal horizontal do tipo cupulolitíase. As etapas da manobra são semelhantes às manobras geotrópicas de Gufoni; no entanto, o paciente é movido para a posição deitada de lado no lado afetado.

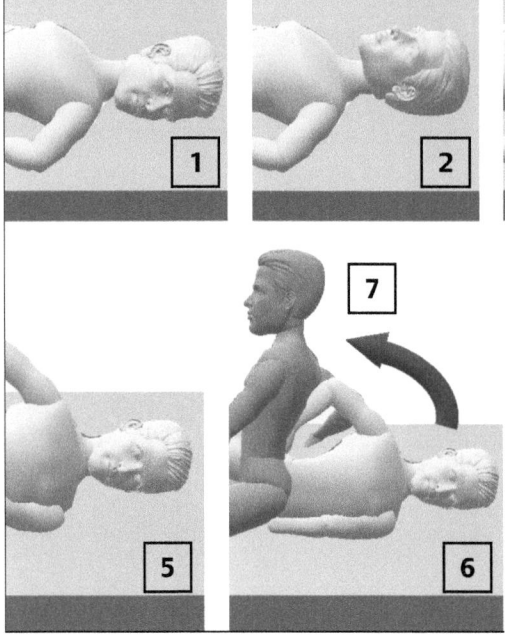

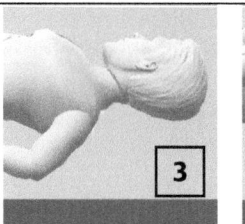

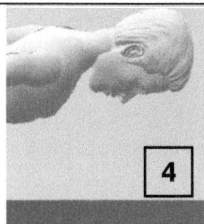

Fig. 13-3. Manobra de Lempert ou do "churrasco" para VPPB do canal horizontal esquerdo do tipo geotrópico. *1.* O paciente começa na posição supina com a cabeça virada 90° para a esquerda. *2.* O clínico move a cabeça do paciente para neutro (posição central), mantendo a cabeça levemente elevada. *3.* O clínico move o paciente para o lado direito, mantendo a cabeça e o corpo no mesmo plano. *4.* O clínico move o paciente para a posição prona, com os cotovelos flexionados e a cabeça apoiada. *5.* A partir daqui o paciente pode sentar-se (rotação de 270°) ou o examinador pode rolar o paciente mais 90° de volta para o lado esquerdo (rotação de 360°) antes de se sentar. O paciente permanece em cada posição até que os sintomas/nistagmo desapareçam e deve manter os olhos abertos.

CONSIDERAÇÕES NO TRATAMENTO DA VPPB DO CANAL LATERAL

- É desafiador distinguir a VPPB de canal horizontal de outros distúrbios e condições em decorrência de mudanças de direção da natureza do nistagmo.
- Vertigem posicional e sinais de nistagmo horizontal apogeotrópico podem estar associados a lesões cerebelares.[12]
- Nistagmo horizontal geotrópico ou apogeotrópico persistente, de baixa velocidade, é observado em casos de enxaqueca vestibular.[13]
- Sintomas e sinais neurológicos associados, falta de supressão da fixação e habituação da resposta e progresso fracassado com manobras de reposicionamento justificam investigação sobre uma causa central.[12]
- Cupulolitíase Canalitíase Diagnóstico Terapêutica.

TIPOS DE VPPB/DIAGNÓSTICO/TRATAMENTO (FIG. 13-4)

CONDIÇÃO	CONDIÇÃO
VPPB canal posterior canalitíase	VPPB canal posterior cupulolitíase

CONDIÇÃO		TESTE DIAGNÓSTICO	
Dix-Hallpike	Semont	Dix-Hallpike	Semont

MANOBRA TERAPÊUTICA		MANOBRA TERAPÊUTICA	
Epley	Semont	Epley	Semont

CONDIÇÃO			CONDIÇÃO	
VPPB canal lateral canalitíase			VPPB canal anterior	

TESTE DIAGNÓSTICO			TESTE DIAGNÓSTICO	
Head Roll Test		Bow & Lean	Dix-Hallpike	Yacovino

MANOBRA TERAPÊUTICA			MANOBRA TERAPÊUTICA	
Casani	Kim	Zuma e Maia	Lempert	Barbacue

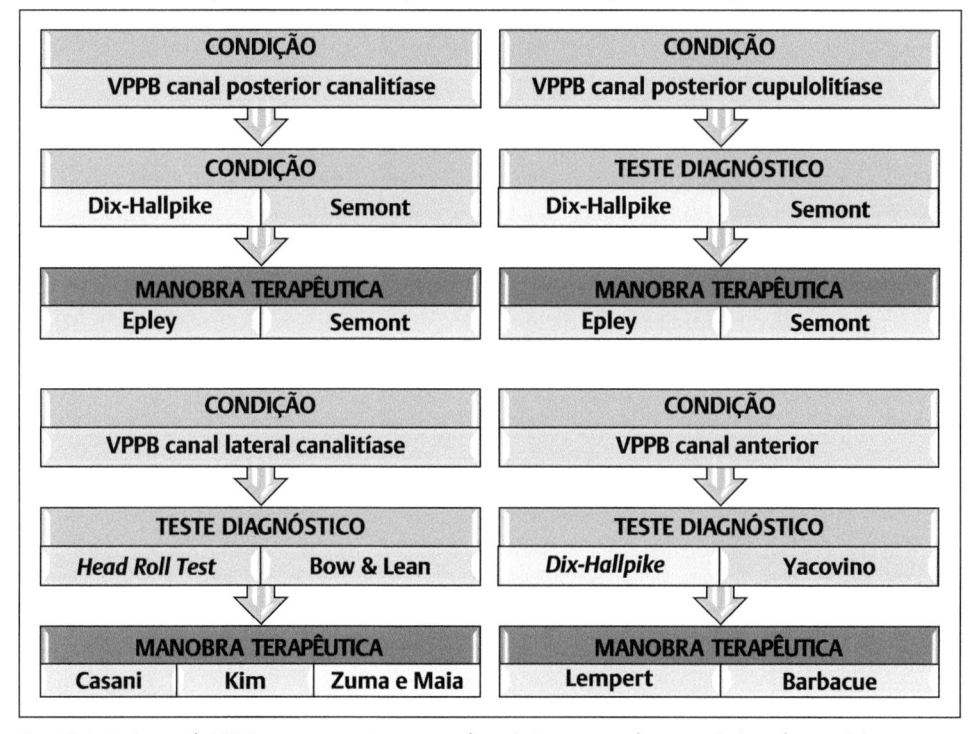

Fig. 13-4. Variantes da VPPB, com respectivos testes diagnósticos e manobra terapêuticas de reposicionamento.

CONSIDERAÇÕES FINAIS

Diversas manobras existem na literatura e são comprovadas cientificamente para o tratamento da VPPB. Apesar da grande eficácia das manobras de reposicionamento, alguns quadros podem apresentar recorrência e persistência. No caso de recorrência, a repetição da manobra pode ser útil para abreviar a duração dos sintomas durante as crises vertiginosas. No entanto, na forma persistente, quando não há respostas ao tratamento por meio das manobras por pelo menos 1 (um) ano, pode-se optar por outras formas terapêuticas a serem decididas em cada caso específico.

REFERÊNCIAS BIBLIOGRÁFICAS
1. Dannenbaum E, Rappaport JM, Paquet N, Visintin M, Fung J, Watt D. 2-year review of a novel vestibular rehabilitation program in Montreal and Laval, Quebec. J Otolaryngol. 2004;33(1):5-9.
2. Epley JM. The canalith repositioning procedure: for treatment of benign paroxysmal positional vertigo. Otolaryngol Head Neck Surg. 1992;107(3):399-404.
3. Semont A, Freyss G, Vitte E. Curing the BPPV with a liberatory maneuver. Adv Otorhinolaryngol. 1988;42:290-3.
4. Yacovino DA, Hain TC, Gualtieri F. New therapeutic maneuver for anterior canal benign paroxysmal positional vertigo. J Neurol. 2009;256(11):1851-5.
5. Hall CD, Herdman SJ, Whitney SL, Cass SP, Clendaniel RA, Fife TD, et al. Vestibular rehabilitation for peripheral vestibular hypofunction: an evidence-based clinical practice guideline: from the american physical therapy association neurology section. J Neurol Phys Ther. 2016;40(2):124-55.
6. Bhattacharyya N, Gubbels SP, Schwartz SR, Edlow JA, El-Kashlan H, Fife T, et al. Clinical Practice Guideline: Benign Paroxysmal Positional Vertigo (Update) Executive Summary. Otolaryngol Head Neck Surg. 2017;156(3):403-16.
7. Brandt T, Daroff RB. Physical therapy for benign paroxysmal positional vertigo. Arch Otolaryngol. 1980;106(8):484-5.
8. Kim SH, Jo SW, Chung WK, Byeon HK, Lee WS. A cupulolith repositioning maneuver in the treatment of horizontal canal cupulolithiasis. Auris Nasus Larynx. 2012;39(2):163-8.
9. Lempert T. Horizontal benign positional vertigo. Neurology. 1994;44(11):2213-4.
10. Casani AP, Vannucci G, Fattori B, Berrettini S. The treatment of horizontal canal positional vertigo: our experience in 66 cases. Laryngoscope. 2002;112(1):172-8.
11. Gufoni M, Mastrosimone L, Di Nasso F. Trattamento con manovra di riposizionamento per la canalolitiasi orizzontale [Repositioning maneuver in benign paroxysmal vertigo of horizontal semicircular canal]. Acta Otorhinolaryngol Ital. 1998;18(6):363-7.
12. Joshi P, Mossman S, Luis L, Luxon LM. Central mimics of benign paroxysmal positional vertigo: an illustrative case series. Neurol Sci. 2020;41(2):263-9.
13. Lechner C, Taylor RL, Todd C, Macdougall H, Yavor R, Halmagyi GM, et al. Causes and characteristics of horizontal positional nystagmus. J Neurol. 2014;261(5):1009-17.

APÊNDICE

Principais patologias periféricas, centrais e sistêmicas, características dos sintomas, sinais clínicos e opções de manejo.

Desordem	Vertigem posicional paroxística benigna (VPPB)
Sintomas e características	Vertigem desencadeada com alterações posicionais com duração de segundos a minutos
Sinais clínicos	Breve nistagmo com características do canal semicircular envolvido, provocado por movimentos cefálicos e/ou corporais
Fisiopatologia	Otoconias localizadas dentro do canal semicircular ou aderidas à cúpula. Causas: trauma, idiopáticas ou secundárias a uma desordem vestibular
Opções de tratamento	Manobra de reposicionamento de acordo com o canal semicircular envolvido. Terapia vestibular para casos associados ao desequilíbrio*

*von Brevern M, Bertholon P, Brandt T, Fife T, Imai T, et al. *Benign paroxysmal positional vertigo: diagnostic criteria*. J Vestib Res. 2015;25:105-17

Desordem	Vestibulopatia bilateral
Sintomas e características	Instabilidade ao caminhar ou em pé, aumento dos sintomas no escuro e em superfícies irregulares. Oscilopsia. Na apresenta sintomas deitado ou sentado.
Sinais clínicos	Hiporreflexia ou ausência de reposta bilateralmente na prova calórica; ganho reduzido do VOR na cadeira rotatória; ganho reduzido de vHIT com sacadas corretivas.
Fisiopatologia	Alteração bilateral. Causas comuns: medicamentos ototóxicos, meningite, tumores, doença autoimune, condições neurológicas e causas idiopáticas*
Opções de tratamento	Terapia vestibular

*Strupp M, Kim J, Murofushi T, Straumann D, Jen JC, Rosengren, SM, et al. *Bilateral vestibulopathy: diagnostic criteria consensus document of the classification committee of the Bárány society*. J Vestib Res. 2017;27:177-89

Desordem	Síndrome de arreflexia vestibular (CANVAS)
Sintomas e características	Sintomas progressivos, incluindo instabilidade em andar ou em pé, oscilopsia, ataxia cerebelar, neuropatia
Sinais clínicos	Sinais de comprometimento cerebelar, evidência de neuropatia
Fisiopatologia	Transtorno atáxico composto por ataxia cerebelar, neuropatia e respostas vestibulares reduzidas bilateralmente (arreflexia)*
Opções de tratamento	Reabilitação vestibular para auxiliar e prevenção de quedas

*Szmulewicz DJ, Roberts L, McLean CA, MacDougall H, Halmagyi GM, Storey E. *Proposed diagnostic criteria for cerebellar ataxia with neuropathy and vestibular areflexia syndrome (CANVAS)*. Neurol Clin Pract. 2016;6(1):61-8

Desordem	Tontura cervicogênica
Sintomas e características	Breves sintomas de tontura associado a movimento cervical, dor no pescoço e / ou redução da amplitude de movimento do pescoço. Desequilíbrio e diminuição do controle postural
Sinais clínicos	Exame vestibular normal, no entanto, presença de sintomas durante movimentos cervicais. Desempenho do controle postural prejudicado.
Fisiopatologia	Alterações ou lesões nas conexões entre os proprioceptores cervicais e o sistema vestibular central*
Opções de tratamento	Terapia cervical. Encaminhamento à neurologia para descartar causas centrais

*Reiley AS, Vickory FM, Funderburg S, Cesario RA, Cleindaniel RA. *How to diagnose cervicogenic dizziness*. Arch Physiother. 2017;7:1-12

Desordem	Labirintite
Sintomas e características	Lesão periférica unilateral; ausência de sinais neurológicos ou comprometimento central
Sinais clínicos	Episódio espontâneo de vertigem/desequilíbrio com sintoma auditivo associado e ausência de sintomas neurológicos
Fisiopatologia	Infecção viral/inflamação do labirinto
Opções de tratamento	Tratamento medicamentoso (esteroides, antivirais), reabilitação vestibular para promover compensação

Desordem	Doença de Ménière
Sintomas e características	Episódios espontâneos de vertigem/desequilíbrio coincidindo com queixa de plenitude auricular, zumbido e perda auditiva neurossensorial e orelha afetada
Sinais clínicos	Os sintomas desaparecem em minutos ou horas. Não há sinais neurológicos ou centrais. Possível vestibulopatia unilateral no exame clínico. Perda auditiva neurossensorial
Fisiopatologia	Associada à hidropisia endolinfática. Síndrome clínica com constelação de sintomas auditivos e vestibulares*
Opções de tratamento	Manejo conservador incluindo: restrições alimentares (baixo teor de sódio), diuréticos, injeções de esteroides. Cirurgia ablativa, injeções de gentamicina. Reabilitação vestibular

*Lopez-Escamez JA, Carey J, Chung W, Goebel J, Magnusson M, Mandala M, et al. *Diagnostic criteria for Ménière's disease*. J Vestib Res. 2015;25:1-7

Desordem	Mal do movimento/mal de desembarque
Sintomas e características	Sintomas de náusea e vômito, sudorese, palidez facial e, às vezes, cefaleia
Sinais clínicos	Exames vestibulares e neurológicos normais
Fisiopatologia	Diversos: ataxia cerebelar, neuropatia, respostas vestibulares reduzidas bilateralmente (arreflexia)*
Opções de tratamento	Reabilitação vestibular

*Szmulewicz DJ, Roberts L, McLean CA, MacDougall H, Halmagyi GM, Storey E. *Proposed diagnostic criteria for cerebellar ataxia with neuropathy and vestibular areflexia syndrome (CANVAS)*. Neurol Clin Pract. 2016;6(1):61-8.
Golding JF. Motion sickness. Handb Clin Neurol. 2016;137:371-90

Desordem	Hipotensão ortostática
Sintomas e características	Sintomas de tontura breve, instabilidade; desencadeada por alterações de posição
Sinais clínicos	Diminuição da pressão arterial sistólica superior a 20 mmHg ou pressão arterial diastólica superior a 10 mmHg ao passar para a posição ereta. Exames vestibulares e neurológicos normais bilateral
Fisiopatologia	Desordem autonômica caracterizada por diminuição anormal da pressão arterial para mudar da posição supina para vertical*
Opções de tratamento	Consulta a profissionais neurologia e cardiologia. Exercício cardiovascular

*Kim HA, Bisdorff A, Bronstein AM, Lempert T, Rossi-Izquierdo M, et al. *Hemodynamic orthostatic dizziness/vertigo: diagnostic criteria. Consensus document of the committee for the classification of vestibular disorders of the Bárány society*. J Vestib Res. 2019;29:45-56

Desordem	Fístula perilinfática
Sintomas e características	Início abrupto de tontura e/ou perda auditiva após trauma; queixas episódicas de tontura/desequilíbrio associadas a esforço
Sinais clínicos	Possíveis testes positivos: de Tullio, de Hennebert, de fístula e de valsalva
Fisiopatologia	Fístula entre ouvido interno e a orelha média. Causas: barotrauma, tratamento cirúrgico (p. ex., estapedectomia), inflamação e traumatismo craniano*
Opções de tratamento	*Bed Rest*; cirurgia de exploração do ouvido médio**

*Deveze A, Matsuda H, Elziere M, Ikezono, T. *Diagnosis and treatment of perilymphatic fistula*. Adv Otorhinolaryngol. 2018;81:133-45.
**Ahsan SF, Bojrab DI, Sidell DR, Tanna N, Burgio DL, Pasha R, et al. *Otology and neurotology*. In: Pasha R, Golub JS. (Eds.) Otolaryngology Head and Neck Surgery Clinical Reference Guide. 4th Ed. Plural Publishing, San Diego, CA; 2014

Desordem	Tontura Postural Perceptiva Persistente (TPPP)
Sintomas e características	Tontura ou instabilidade crônica, não vertiginosa, com sintomas exacerbados quando na posição vertical ou expostos a estímulos visuais*
Sinais clínicos	Achados vestibulares periféricos normais. Exame neurológico normal
Fisiopatologia	Desconhecida, mas pode estar associada a traços de ansiedade/personalidade, causando maior sensibilidade a estímulos sensoriais (p.ex., estímulos visuais)*
Opções de tratamento	Terapia vestibular. Terapia cognitivo-comportamental

*Staab JP, Eckhardt-Henn A, Horii A, Jacob R, Strupp M, Brandt T, et al. *Diagnostic criteria for persistent postural-perceptual dizziness (PPPD): consensus document of the committee for the classification of vestibular disorders of the Bárány society*. J Vestib Res. 2017;27:191-208

Desordem	Síndrome da Taquicardia Ortostática Postural (POTS)
Sintomas e características	Tontura postural, vertigem, instabilidade. Os sintomas associados incluem cefaleia, problemas gastrointestinais e dores nas articulações/músculos*
Sinais clínicos	Aumento da frequência cardíaca com testes em pé ou em mesa inclinada
Fisiopatologia	Desordem autonômica caracterizada como aumento anormal da frequência cardíaca com o repouso*
Opções de tratamento	Exame vestibular e neurológico geralmente normal. Consultar Neurologia e Cardiologia. Exercício cardiovascular

*Bogle JM, Goodman BP, Barrs DM. *Postural orthostatic tachycardia syndrome for the otolaryngologist*. The Laryngoscope, 2016;127:1195-8

Desordem	Deiscência do canal semicircular superior (SSCD)
Sintomas e características	Breves sintomas de tontura, autofonia, desequilíbrio, oscilopsia, vertigem postural e/ou associada a sons altos, alterações de pressão ou sobrecarga
Sinais clínicos	Teste de Tullio e Sinal de Hennebert positivos. Amplitude e limiar alterados no VEMP. Perda auditiva condutiva
Fisiopatologia	Deiscência ou afinamento ósseo no CSCS. Causas: induzida por trauma, idiopática ou congênita
Opções de tratamento	Cirúrgico.* Reabilitação vestibular

*Mau C, Kamal N, Badeti S, Reddy R, Ying YM, Jyung RW, et al. *Superior canal dehiscense: diagnosis and management*. J Clin Neurosc. 2018;48:58-65

Desordem	Vestibulopatia unilateral
Sintomas e características	Episódio espontâneo de vertigem/desequilíbrio
Sinais clínicos	Hipofunção unilateral na prova calórica, ganho reduzido de vHIT com sacadas corretivas, nistagmo, evidência de preponderância direcional. VEMP anormal para o lado da lesão
Fisiopatologia	Causas comuns: doença unilateral de Ménière, neurite vestibular, labirintite, tumores, isquemia e trauma*
Opções de tratamento	Reabilitação vestibular

*Kerber K. *Chronic unilateral vestibular loss.* Handb Clin Neurol. 2016;137:231-4

Desordem	Insuficiência vertebrobasilar (IVB)
Sintomas e características	Tontura/vertigem sintomas neurológicos associados. Distúrbios visuais adicionais e queda*
Sinais clínicos	Exame vestibular normal, mas sintomas de vertigem com hiperextensão cervical
Fisiopatologia	A doença cerebrovascular afeta a circulação posterior ao labirinto, tronco cerebral ou cerebelo*
Opções de tratamento	Anticoagulantes; medicamentos antiplaquetários**

* Furman JM, Cass SP, Whitney SL. *Vestibular disorders: A case-study approach to diagnosis and treatment*. Oxford University Press; 2010.
**Ahsan SF, Bojrab DI, Sidell DR, Tanna N, Burgio DL, Pasha R, et al. *Otology and neurotology*. In: Pasha R, Golub JS. (Eds.) Otolaryngology Head and Neck Surgery Clinical Reference Guide. 4th Ed. Plural Publishing, San Diego, CA; 2014

Desordem	Migrânea vestibular
Sintomas e características	Episódios espontâneos de vertigem causada por alterações posicionais/cenas visuais em movimento. Presença ou não de enxaqueca*
Sinais clínicos	Hipofunção unilateral periférica ou de predomínio direcional.
Fisiopatologia	Variante da enxaqueca interagindo com estruturas e vias vestibulares centrais*
Opções de tratamento	Modificações no estilo de vida. Medicação. Reabilitação vestibular

*von Brevern M, Lempert T. Vestibular migraine. Handb Clin Neurol. 2016;137:301-16

Desordem	Neurite vestibular
Sintomas e características	Episódio espontâneo de vertigem/desequilíbrio sem presença de sintomas auditivos ou neurológicos
Sinais clínicos	Indicações periféricas de vestibulopatia unilateral. Sem sinais neurológicos ou centrais
Fisiopatologia	Infecção viral/inflamação do nervo vestibular
Opções de tratamento	Tratamento medicamentoso (esteroides, antivirais). Reabilitação vestibular

Desordem	Paroxismia vestibular
Sintomas e características	Episódios espontâneos de vertigem ou desencadeados com movimentos da cabeça/corpo, exercício ou hiperventilação. Associados a hipo/hiperacusia e zumbido unilaterais
Sinais clínicos	Exame oculomotor normalmente normal, sem sinais neurológicos. Nistagmo de hiperventilação. Possível vestibulopatia unilateral
Fisiopatologia	Compressão neurovascular cruzada do CN VIII
Opções de tratamento	Tratamento medicamentoso (carbamazepina ou oxcarbazepina).* Descompressão microvascular. Cirurgia

*Strupp M, Lopez-Escamez JA, Kim J, Straumann D, Jen JC, Carey J, et al. Vestibular paroxysmia: diagnostic criteria. J Vestib Res. 2016;26:409-15

Desordem	Schwannoma (neurinoma) vestibular
Sintomas e características	Início gradual. Breves períodos de tontura e perda auditiva associada, zumbido e plenitude auricular podem ocorrer juntamente com sintomas neurológicos.
Sinais clínicos	Vestibulopatia unilateral periférica. Nistagmo induzido por hiperventilação. Perda auditiva assimétrica
Fisiopatologia	Tumores de crescimento lento decorrentes das células de Schwann
Opções de tratamento	Tratamento cirúrgico do CN VIII. Radiação. Reabilitação vestibular

Desordem	Síndrome de Wallenberg
Sintomas e características	Tontura episódica com sintomas neurológicos associados (diplopia, disartria, dormência dos membros)*
Sinais clínicos	Desempenho oculomotor anormal, alterações na marcha, anormalidades no controle postural
Fisiopatologia	Infarto da artéria cerebelar inferior posterior
Opções de tratamento	Neurologia. Reabilitação vestibular

*Furman JM, Cass SP, Whitney SL. *Vestibular disorders: A case-study approach to diagnosis and treatment*. Oxford University Press; 2010

ÍNDICE REMISSIVO

Entradas acompanhadas por um *f* ou *t* em itálico indicam figuras e tabelas, respectivamente.

A

Acompanhamento
 ocular, 23*f*
  exame de, 23*f*
Acuidade
 visual, 24
  dinâmica, 24
   teste de, 24
ADT (Teste de Adaptação), 99*t*
 análises, 106
 interpretações, 106
 protocolos, 106
 relatório, 107*f*
AHS (Aceleração Harmônica Sinusoidal), 64, 66
 fase, 68
 ganho, 67
 prova rotatória de, 64*f*, 67*f*
  registro da, 64*f*, 67*f*
 pureza espectral, 68
 simetria, 68
Alinhamento
 ocular, 24
  teste de, 24
 para realização, 46*f*
  da VNG, 46*f*
   adequado, 46*f*
Alteração(ões)
 vestibulares, 112*f*
  em crianças, 112*f*
   problemas específicos por, 112*f*
  fatores indicativos de, 113*f*
Amplitude
 de movimento, 20, 21, 22*f*, 29
  cervical, 29
  ocular, 20, 21, 22*f*
   teste de, 20, 21, 22*f*
    sistema oculomotor, 20

Ampola, 3*f*
Anamnese
 do paciente com tontura, 11-16
  caso clínico, 13
   construindo o, 13
  etapas da consulta, 12
  fatores, 16
   aliviantes, 16
   paliativos, 16
  formulação das perguntas, 11
  história, 16
   familiar, 16
   social, 16
  ordem dos eventos, 13
  sintomas, 13
   características dos, 13
   cursos dos, 15
   eventos associados, 15
   fatores, 15, 16
    agravantes, 16
    associados, 15
    desencadeantes, 16
   lista de, 14*f*
Apêndice, 141-147
 CANVAS, 142
 doença de Ménière, 143
 fístula perilinfática, 144
 hipotensão ortostática, 143
 IVB, 145
 labirintite, 142
 mal do movimento, 143
 migrânea vestibular, 146
 neurinoma vestibular, 146
 neurite vestibular, 146
 paroxismia vestibular, 146
 POTS, 144
 Schwannoma vestibular, 146

síndrome de Wallenberg, 147
SSCD, 145
tontura cervicogênica, 142
TPPP, 144
vestibulopatia, 141, 145
    bilateral, 141
    unilateral, 145
    VPPB, 141
ASHA (Associação Americana de Fala/Linguagem e Audição), 119
Avaliação
    corporal, 19
        considerações na, 30
        dinâmica, 19
        estática, 19
    das sacadas oculares, 23f
    de estruturas, 110f
        do sistema vestibular, 110f
            associação na, 110f
            seleção de testes, 110f
    do paciente com tontura, 109f
        etapas da, 109f
    vestibular, 109-116
        considerações gerais na, 109-116
            componentes, 111, 114
                geriátrica, 111
                pediátrica, 114
            população, 110, 112
                geriátrica, 110
                pediátrica, 112

B

BOS (Pequena Base de Suporte), 97

C

CA (Condução Aérea)
    estimulo para, 89t
        parâmetros de, 89t
            no cVEMP, 89t
            no oVEMP, 89t
Cadeira
    rotatória, 63f
        modelo de, 63f
Cálcio
    carbonato de, 6f
        cristais de, 6f
            dos órgãos otolíticos, 6f
Canal(is)
    verticais, 79
        impulsos de, 79
            de cabeça, 79

    VPPB de, 35, 37t, 38, 40t
        horizontal, 38, 40t
            critérios diagnósticos, 40t
            diagnóstico de, 38
        lateral, 38
            diagnóstico de, 38
        vertical, 35, 37t
            critérios diagnósticos, 37t
            diagnóstico de, 35
CANVAS (Síndrome de Arreflexia Vestibular), 70, 142
Carbonato
    de cálcio, 6f
        cristais de, 6f
            dos órgãos otolíticos, 6f
Célula(s)
    sensoriais, 3f, 4f, 6f
    ciliadas, 3f, 4f
    dos órgãos otolíticos, 6f
Churrasco
    manobra do, 138f
Cinocílio, 4f
CO (Condução Óssea)
    estimulo para, 89t
        parâmetros de, 89t
            no cVEMP, 89t
            no oVEMP, 89t
Cóclea, 2f
COG (Centro de Gravidade), 97
    alinhamento do, 103f
        para SOT, 103f
    estratégia de, 103
Compensação
    dinâmica, 132
        processo de, 132f
            testes vestibulares no, 132f
            sinais clínicos nos, 132f
    estática, 130
        processo de, 131f
            testes vestibulares no, 131f
            sinais clínicos nos, 131f
    vestibular, 130, 133f
        processos na, 133f
            de adaptação, 133f
            de habituação, 133f
            de substituição, 133f
Controle
    do equilíbrio corporal, 1
        modalidades sensoriais no, 1
Criança(s)
    alterações vestibulares em, 112f
        problemas específicos por, 112f

Crista
  ampular, 3*f*, 4*f*
    movimentação na, 4*f*
      da endolinfa, 4*f*
Cristal(is)
  de carbonato de cálcio, 6*f*
    dos órgãos otolíticos, 6*f*
CSC (Canais Semicirculares), 3
  anterior, 2*f*
  e músculos extraoculares, 8*t*
    conexões excitatórias entre, 8*t*
  horizontal, 2*f*, 78*f*
    vHIT, 78*f*
      registro de, 78*f*
    lateral, 137
      tratamento, 137
  nervo vestibular, 7
  núcleos vestibulares, 7
  pares funcionais, 3*f*
  polarização, 5*f*
    morfológica, 5*f*
    resumo, 5*f*
  posterior, 2*f*, 38
    acometimento, 38
      variantes atípicas, 38
  reflexos vestibulares, 7
  respostas neurais, 5*f*
  suprimento vascular, 7
  verticais, 80*f*, 81*f*, 135
    tratamento, 135
    vHIT, 80*f*, 81*f*
      anterior, 81*f*, 82*f*
        direito, 81*f*
        esquerdo, 82*f*
      posterior, 81*f*, 82*f*
        esquerdo, 81*f*
        direito, 82*f*
Cúpula, 3*f*
cVEMP (Potencial Evocado Miogênico Vestibular Cervical)
  consideração antes do, 91
    para o examinador, 91
  parâmetros de estímulo, 89*t*
    para CA, 89*t*
    para CO, 89*t*
  preparação para, 90
    do paciente, 90
      montagem dos eletrodos, 90*f*
  resposta do, 88*f*
  trajetória do, 87*t*

D

Distúrbio(s)
  periféricos, 31*t*
    sinais observados nos, 31*t*
    centrais, 31*t*
    vestibulares, 31*t*
  vestibulares, 128*t*
    candidatos por, 128*t*
      à RV, 128*t*
Dix-Hallpike
  manobra de, 36*f*
Documentação
  do paciente com tontura, 120*f*
    dados para, 120*f*
    elementos para, 120*f*
Doença
  de Ménière, 143

E

Endolinfa
  movimentação da, 4*f*
    na crista ampular, 4*f*
ENG (Eletronistagmografia), 43-61, 63
  análises de, 47
  executando, 44
  interpretações de testes, 47
  preparação, 46, 47
    do examinador, 47
    do paciente, 46
  protocolos, 47
    exame oculomotor, 47
    testes, 47
      de fixação ocular, 52
      de nistagmo, 51, 52
        de posicionamento, 52
        optocinético, 51
        posicional, 52
      de perseguição, 48
      de rastreio, 48
      de sacada, 47
    prova calórica, 55
Epley
  manobra de, 135*f*
Equilíbrio
  anatomia do, 1-9
    corporal, 1
      controle, 1
    sistema, 12
      vestibular, 2
  fisiologia do, 1-9
Equipamento
  de estimulação, 55*f*
    a água, 55*f*

a ar, 55*f*
de vHIT, 74*f*
de VNG, 44*f*, 55*f*
para posturografia computadorizada, 99*f*
  imersiva visual, 99*f*
    de campo completo, 99*f*
Especialidade(s)
  exemplos de, 123*f*
Estação de Trabalho
  para realização, 45*f*
    de VNG, 45*f*
Estereocílio(s), 4*f*
Exame Clínico
  vestibular, 19-31
    avaliação corporal, 19
      considerações na, 30
      dinâmica, 19
      estática, 19
    testes, 19, 20
      de acuidade visual dinâmica, 24
      de alinhamento ocular, 24
      de amplitude de movimento ocular, 20, 21, 22*f*
      de marcha, 20
      de perseguição, 22
      de rastreio, 22
      de Romberg, 19
      de sacada, 22
      dinâmicos, 25
      estáticos, 25
      VVS, 24
Exame(s)
  bateria de, 122*f*
    para casos agudos, 122*f*
  oculomotor, 47
    análises, 47
    interpretação, 47
    protocolos, 47
  vestibular, 26
    dinâmico, 27
      head impulse test, 27
      head shaking test, 28
      impulsos CSCs, 27
        horizontais, 27
        verticais, 27
Exercício(s)
  exemplos de, 128*f*, 129*t*
    de RV, 128*f*, 129*t*
    programas, 129*t*

F
Fase
  na AHS, 68

Fístula
  perilinfática, 144
Fixação
  do nistagmo, 71*f*
    supressão da, 71*f*
  ocular, 52
    testes de estabilidade de, 52
    interpretação dos, 52
  visual, 70
    supressão por, 70
    do RVO, 70
FLM (Fascículo Longitudinal Medial), 7, 8*t*

G
Ganho
  na AHS, 67
Guia
  para elaboração de relatórios, 119-123
    e referência médica, 119-123
      encaminhamento, 121
      impressões clínicas, 120, 121*f*
      recomendações, 121

H
Hiperventilação
  teste de, 28
Hipotensão
  ortostática, 143

# I
Impulso(s)
  da cabeça, 77
    de canais verticais, 79
    horizontais, 77
Irrigação(ões)
  calórica, 56
    bitérmica, 56
      análise de, 56
      procedimento, 56
      com água gelada, 60
      interpretação de, 60
IVB (Insuficiência Vertebrobasilar), 145

L
Labirintite, 142
Labirinto
  anterior, 2*f*
  posterior, 2*f*
Lempert
  manobra de, 138*f*
LOS (Limites da Estabilidade), 97

M

Mácula
  dos órgãos otolíticos, 6f
Mal
  do movimento, 143
Manobra(s)
  de Dix-Hallpike, 36f
  de Pagnini-McClure, 39f
  de Valsalva, 29
  de Yacovino, 37f
  para VPPB, 135f, 136f, 138f
    de Epley, 135f
    de Lempert, 138f
    de Semont, 136f
    do churrasco, 138f
  reposição de, 135-139
    tipos de VPPB, 139
      diagnóstico, 139
      tratamento, 139
    tratamento do CSC, 135
      lateral, 137
        considerações na VPPB, 139
      vertical, 135
        considerações na VPPB, 137
  terapêutica, 139f
    de reposicionamento, 139f
      nas variantes da VPPB, 139f
Marcha
  teste de, 20
Material
  complementar, 125-
    apêndice, 141-147
    reposição, 135-139
      manobras de, 135-139
    RV, 127-133
      tópicos em, 127-133
MCT (Teste de Controle Motor), 99t
  análises, 104
  interpretações, 104
  protocolos, 104
  relatório, 104f
Membrana
  otolítica, 6f
    dos órgãos otolíticos, 6f
Ménière
  doença de, 143
Migrânea
  vestibular, 146
Modalidade(s)
  sensoriais, 1
    no controle do equilíbrio, 1
      corporal, 1

Movimento(s)
  cervical, 29
    amplitude de, 29
  mal do, 143
  ocular, 20, 21, 22f
    do sistema oculomotor, 20f
    teste de amplitude de, 20, 21, 22f
    sistema oculomotor, 20
  oculomotores, 21f
    e vias de controles, 21f
MT (Membranas Timpânicas)
  perfuradas, 59
    considerações, 59
Músculo(s)
  extraoculares, 8t
    CSC e, 8t
      conexões excitatórias entre, 8t

N

Nervo
  vestibular, 7
Neurinoma
  vestibular, 146
Neurite
  vestibular, 146
Nistagmo, 25
  componentes do, 25f
  de posicionamento, 52
    teste de, 52
  do olhar, 54t
    características do, 54t
      centrais, 54t
      periféricas, 54t
  espontâneo, 27, 52, 54f
    testes de, 52
      de posição excêntrica, 54f
      interpretações dos, 52
      resultados, 54f
  fixação do, 71f
    supressão da, 71f
  olhar durante o, 25f
  optocinético, 51
    teste de, 51
      análises, 51
      interpretação, 51, 52
      protocolos, 51
      resultados, 51f, 53f
  padrões de, 25f
    pendular, 25f
    sacádico, 25f
  posicional, 34, 52
    central, 34
      padrões de, 34

tipos de, 34*t*
periférico, 34
  padrões de, 34
  teste de, 52
supressão do, 61*f*
  registro da, 61*f*
teste de, 33
  de posição, 33
    interpretação dos resultados, 34
  tipos de, 26*f*
    de acordo com movimento, 26*f*
      horizontal, 26*f*
      torcional, 26*f*
      vertical, 26*f*
  vestibular, 26
    características do, 26
      central, 26
      periférico, 26
Núcleo(s)
  vestibulares, 7

O

Olhar
  estabilidade do, 52
    testes de, 52
      interpretações dos, 52
Órgão(s)
  otolíticos, 2*f*, 4
    células sensoriais dos, 6*f*
    cristais dos, 6*f*
      de carbonato de cálcio, 6*f*
    mácula dos, 6*f*
    membrana otolítica dos, 6*f*
    polarização morfológica dos, 6*f*
      resumo dos padrões de, 6*f*
    sáculo, 2*f*
    utrículo, 2*f*
  vestibulares, 2
oVEMP (Potencial Evocado Miogênico Vestibular Ocular)
  consideração antes do, 93
    para o operador, 93
  parâmetros de estimulo, 89*t*
    para CA, 89*t*
    para CO, 89*t*
  preparação para, 92
    do paciente, 92
      montagem dos eletrodos, 92*f*
  resposta do, 88*f*
  trajetória do, 87*t*

P

Pagnini-McClure
  manobra de, 39*f*
Paroxismia
  vestibular, 146
PDC (Posturografia Dinâmica Computadorizada), 97-107
  ADT, 106
    análises, 106
    interpretações, 106
    protocolos, 106
    relatório, 107*f*
  análise, 103
    de alinhamento, 103
    sensorial, 103
  COG, 103
    alinhamento do, 103*f*
      para SOT, 103*f*
    estratégia de, 103
      análise da, 103*f*
  considerações clínicas, 98
  correção, 97, 98*f*
    estratégias de, 97, 98*f*
  imersiva visual, 99*f*
    de campo completo, 99*f*
    equipamento para, 99*f*
  LOS, 97
  MCT, 104
    análises, 104
    desempenho, 105
      anormal, 105*f*
      padrões de 105
    interpretações, 104
    protocolos, 104
    relatório, 104*f*
  preparação, 99
    do examinador, 100
    do paciente, 99
  SOT, 100
    análise(s), 100
      sensorial, 103*f*
    condições do, 101*t*
    interpretações, 100
    padrões de desempenho, 102
    protocolos, 100
    relatório, 101*f*
Perseguição
  exame de, 23*f*
  teste de, 22, 48
    análises, 48
    interpretação, 48, 50
    protocolos, 48
    resultados do, 49*f*, 50*f*

Posição
  ocular, 22*f*
    teste de, 22*f*
Posicionamento
  teste de, 33-40
    de nistagmo de posição, 33
      interpretação dos resultados, 34
      padrões de nistagmo posicional, 34
        central, 34
        periférico, 34
      variantes atípicas, 38
        CSC posterior, 38
      VPPB, 35
        de canal, 35, 38
          horizontal, 38
          lateral, 38
          vertical, 35
POTS (Síndrome da Taquicardia Ortostática Postural), 144
Processo
  de compensação, 131*f*, 132*f*
    testes vestibulares no, 131*f*, 132*f*
      sinais clínicos nos, 131*f*, 132*f*
        dinâmica, 132*f*
        estática, 131*f*
    na compensação, 133*f*
      vestibular, 133*f*
        de adaptação, 133*f*
        de habituação, 133*f*
        de substituição, 133*f*
Programa(s)
  de RV, 129*t*
    exemplos de exercícios, 129*f*
    objetivos, 129*f*
Prova(s)
  calórica, 55
    irrigação, 56, 60
      bitérmica, 56
        análise, 56
        procedimento, 56
      com água gelada, 60
      monotermal, 58
      MT perfurada, 59
        considerações, 59
    respostas calóricas, 57*t*, 59*f*
      supressão de fixação de, 60
      valores de normalidade, 57*f*
    resultado da, 58*f*
  rotatórias, 63-71, 115*f*
    AHS, 66
      fase, 68
      ganho, 67
      pureza espectral, 68

      simetria, 68
    cadeira rotatória, 63*f*, 65
      considerações clínicas, 65
      modelo de, 63*f*
      preparação, 65, 66
        do operador, 66
        do paciente, 65
      pacientes pediátricos e, 115*f*
    realce, 70
      visual-vestibular, 70
    registro da, 64*f*
      de AHS, 64*f*
      de TVE, 64*f*
    supressão do RVO, 70
      por fixação visual, 70
    TVE, 68
Pureza
  espectral, 68
    na AHS, 68
    representação da, 68*f*
PVP (Presbivestibulopatia), 110
  diagnóstico de, 111*f*
  critérios para, 111*f*

R

Rastreio
  teste de, 22, 48
    análises, 48
    interpretação, 48, 50
    protocolos, 48
    resultados do, 49*f*, 50*f*
Realce
  visual-vestibular, 70
Reflexo(s)
  vestibulares, 7
Relatório(s)
  criação de, 119*f*
    componentes básicos, 119*f*
    guia para elaboração de, 119-123
      e referência médica, 119-123
        encaminhamento, 121
        impressões clínicas, 120, 121*f*
        recomendações, 121
Reposição
  manobras de, 135-139
    tipos de VPPB, 139
      diagnóstico, 139
      tratamento, 139
    tratamento do CSC, 135
      lateral, 137
        considerações na VPPB, 139
      vertical, 135
        considerações na VPPB, 137

Resposta(s)
  calóricas, 57t, 59f, 60
    fixação de, 60
      supressão de, 60
    valores de normalidade, 57f
  vestibular, 73f
    na avaliação, 73f
      do paciente com tontura, 73f
Romberg
  teste de, 19
RV (Reabilitação Vestibular)
  tópicos em, 127-133
    candidatos, 128t
      por distúrbios vestibulares, 128t
      por sintomas, 128t
    compensação, 130
      dinâmica, 132
      estática, 130
      vestibular, 130
    exercícios, 128f
      exemplos de, 128f
    programas, 129t
      exemplos de exercícios, 129f
      objetivos, 129f
RVC (Reflexo Vestibulocólico), 9
RVE (Reflexo Vestibuloespinhal), 8
RVO (Reflexo Vestíbulo-Ocular), 7, 63, 73
  angular, 8f
  linear, 8f
  supressão do, 70
    por fixação visual, 70
  translacional, 9f

S

Sacada(s)
  oculares, 23f
    avaliação das, 23f
  teste de, 22, 47
    fixos, 47
      análises, 47
      interpretação, 47, 48
      protocolos, 47
    randomizados, 47
      análises, 47
      interpretação, 47, 48
      protocolos, 47
    resultados do, 48f, 49f
Sáculo, 2f
Schwannoma
  vestibular, 146
Semont
  manobra de, 136f

SHIMP (Teste de Supressão do Impulso Cefálico), 83
  realização do, 83f
  registro, 83f
Simetria
  na AHS, 68
Síndrome
  de Wallenberg, 147
Sistema(s)
  auditivo, 2f
  NeuroCom e Bertec, 99t
    subtestes utilizados nos, 99t
  oculomotor, 20
    movimentos do, 20f
      oculares, 20f
  proprioceptivo, 1f
    e equilíbrio corporal, 1f
  vestibular, 1f, 2, 110f
    anatomia, 2
      CSC, 3
      órgãos, 2, 4
        otolíticos, 4
        vestibulares, 2
    e equilíbrio, 1f, 2
      corporal, 1f
    estruturas do, 110f
      avaliação de, 110f
    fisiologia, 2
  visual, 1f
    e equilíbrio corporal, 1f
SOT (Teste de Organização Sensorial), 98, 99t
  alinhamento para, 103f
    do COG, 103f
  análises, 100
  condições do, 101t
  interpretações, 100
  padrões de desempenho, 102
  protocolos, 100
  relatório, 101f
SSCD (Deiscência do Canal Semicircular Superior), 145
Supressão
  da fixação, 71f
  do nistagmo, 71f
  do RVO, 70
    por fixação visual, 70
Suprimento
  vascular, 7
    dos CSC, 7

T

Teste(s)
  de acuidade visual dinâmica, 24

de alinhamento ocular, 24
de amplitude, 20, 21, 22*f*
   de movimento ocular, 20, 21, 22*f*
      sistema oculomotor, 20
de fixação ocular, 52
   de estabilidade, 52
      interpretação dos, 52
de impulso cefálico
   com vídeo, *ver vHIT*
   de supressão, *ver SHIMP*
de marcha, 20
de nistagmo, 51
   de posicionamento, 52
   espontâneo, 52
      interpretação, 52
   optocinético, 51
      interpretação, 52
      resultado, 51*f*
   posicional, 52
de perseguição, 22, 48
   interpretação, 50
   resultados do, 49*f*, 50*f*
de posição ocular, 22*f*
de posicionamento, 33-40
   de nistagmo de posição, 33
      interpretação dos resultados, 34
   padrões de nistagmo posicional, 34
      central, 34
      periférico, 34
   variantes atípicas, 38
      CSC posterior, 38
   VPPB, 35
      de canal, 35, 38
         horizontal, 38
         lateral, 38
         vertical, 35
de rastreio, 22, 48
   interpretação, 50
   resultados do, 49*f*, 50*f*
de Romberg, 19
de sacada, 22, 47
   fixos, 47
      interpretação, 48
   randomizados, 47
      interpretação, 48
      resultados do, 48*f*, 49*f*
dinâmicos, 25
   de hiperventilação, 28
   head, 27, 28
      impulse test, 27
      shaking test, 28
   impulsos CSCs, 27
      horizontais, 27
      verticais, 27
   manobra de Valsalva, 29
   movimento cervical, 29
      amplitude de, 29
   nistagmo, 25
estáticos, 25
   nistagmo, 27
      espontâneo, 27
   vestibulares, 131*f*, 132*f*
      sinais clínicos nos, 131*f*, 132*f*
         no processo de compensação, 131*f*, 132*f*
            dinâmica, 132*f*
            estática, 131*f*
VVS, 24
Tontura
   anamnese do paciente com, 11-16
      avaliação, 73*f*, 109*f*
      resposta vestibular na, 73*f*
      caso clínico, 13
         construindo o, 13
   casos crônicos de, 122*f*
   cervicogênica, 142
      documentação, 120*f*
      dados para, 120*f*
      elementos para, 120*f*
      etapas da consulta, 12
      fatores determinantes para, 122*f*
      fatores, 16
         aliviantes, 16
         paliativos, 16
      formulação das perguntas, 11
      história, 16
         familiar, 16
         social, 16
      impressões clínicas, 121*f*
      ordem dos eventos, 13
      sintomas, 13
         características dos, 13
         cursos dos, 15
         eventos associados, 15
         fatores, 15, 16
            agravantes, 16
            associados, 15
            desencadeantes, 16
         lista de, 14*f*
   paciente com, 73*f*, 109*f*, 120*f*, 121*f*
TPPP (Tontura Postural Perceptiva Persistente), 144
TVE (Teste da Velocidade em Etapas), 64, 68
   registro do, 64*f*
   resultados do, 69*f*

U
Utrículo, 2f

V
VACL (Velocidade Angular da Componente Lenta), 64
Valsalva
   manobra de, 29
VEMPs (Potenciais Evocados Miogênicos Vestibulares/*Vestibular Evoked Myogenic Potential*), 87-94, 109
   aplicações clínicas, 93
   caminhos, 87
   estímulo, 88
      parâmetros de, 88
   fontes de erro, 93f
   pesquisa de limiar, 91f
   respostas, 87, 91f
      ausência de, 91f
VENG (Vectoeletronistagmografia), 45
Vestibulopatia
   bilateral, 141
   unilateral, 145
vHIT (Teste de Impulso Cefálico com Vídeo/ *Video Head Impulse Test*), 73-84, 109
   análise, 81
   equipamento, 74f
   erros de, 84t
      fontes comuns de, 84t
         causas, 84f
         soluções, 84f
   executando, 76
      preparação, 76
         do operador, 77
         do paciente, 76
   fatores a serem evitados, 83
   impulsos horizontais, 77
   interpretação, 81
      básica, 81
   nos CSCs, 78f, 80f, 81f
      horizontais, 78f
         registro de, 78f
      verticais, 80f, 81f
         anterior, 81f, 82f
            direito, 81f
            esquerdo, 82f
         posterior, 81f, 82f
            direito, 82f
            esquerdo, 81f
   resultado de, 75f, 76f, 82
      periféricos, 82
         versus centrais, 82
   SHIMP, 83

Via(s)
   de controle, 21f
   movimentos oculomotores e, 21f
VNG (Videonistagmografia), 43-61, 63
   análises de, 47
   equipamento de, 44f, 55f
   executando, 44
   interpretações de testes, 47
   preparação, 46, 47
      do examinador, 47
      do paciente, 46
   protocolos, 47
      exame oculomotor, 47
      prova calórica, 55
      testes, 47
         de fixação ocular, 52
         de nistagmo, 51, 52
            de posicionamento, 52
            optocinético, 51
            posicional, 52
         de perseguição, 48
         de rastreio, 48
         de sacada, 47
   realização de, 45f, 46f
      alinhamento para, 46f
      estação de trabalho para, 45f
VPPB (Vertigem Posicional Paroxística Benigna), 141
   de canal vertical, 37t
      critérios diagnósticos, 37t
   diagnóstico de, 35
      canal, 35, 38
         anterior, 35
         horizontal, 38
         inferior, 35
         lateral, 38
         posterior, 35
         superior, 35
         vertical, 35
      variantes atípicas, 38
         CSC posterior, 38
   manobra para, 135f, 136f, 138f
      de Epley, 135f
      de Lempert, 138f
      de Semont, 136f
      do churrasco, 138f
   teste de posicionamento, 35
   tipos de, 139
      diagnóstico, 139
      tratamento, 139
   tratamento da, 137, 139
      considerações no, 137, 139
      de canal lateral, 139

de canal vertical, 137
variantes da, 139*f*
    reposicionamento, 139*f*
        manobra terapêutica de, 139*f*
    testes diagnósticos, 139*f*
VVS (Vertical Visual Subjetivo)
    teste, 24

W
Wallenberg
    síndrome de, 147

Y
Yacovino
    manobra de, 37*f*